やってみよう！ 2ステップでできる！ 舌診チャート

STEP 1 まずは、舌の苔からチェック

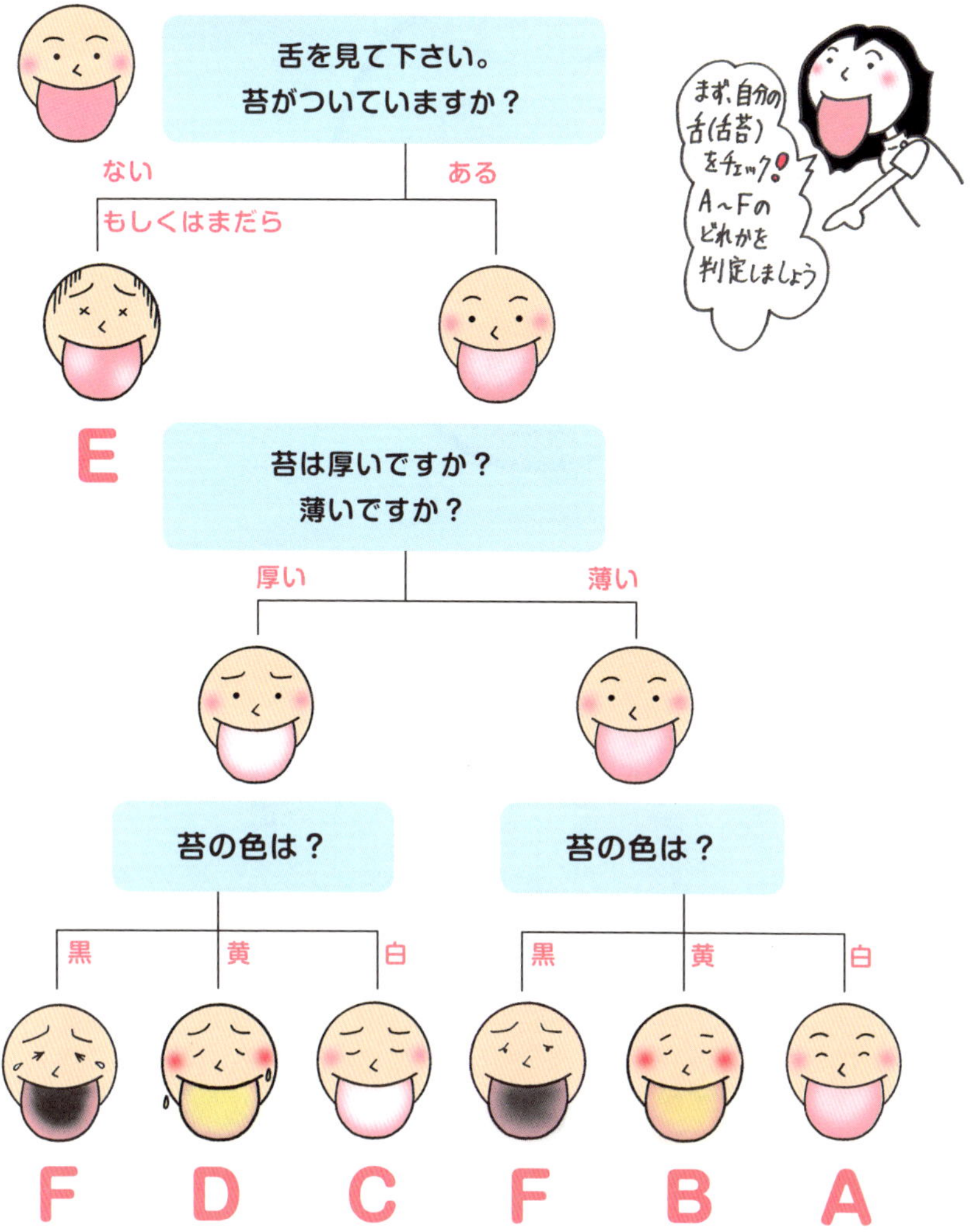

五行理論で見る舌とカラダの関係

舌の部位と関連する臓腑

漢方の基礎、「五行思想」で舌を見ると、舌の場所とカラダとの繋がりが分かります。

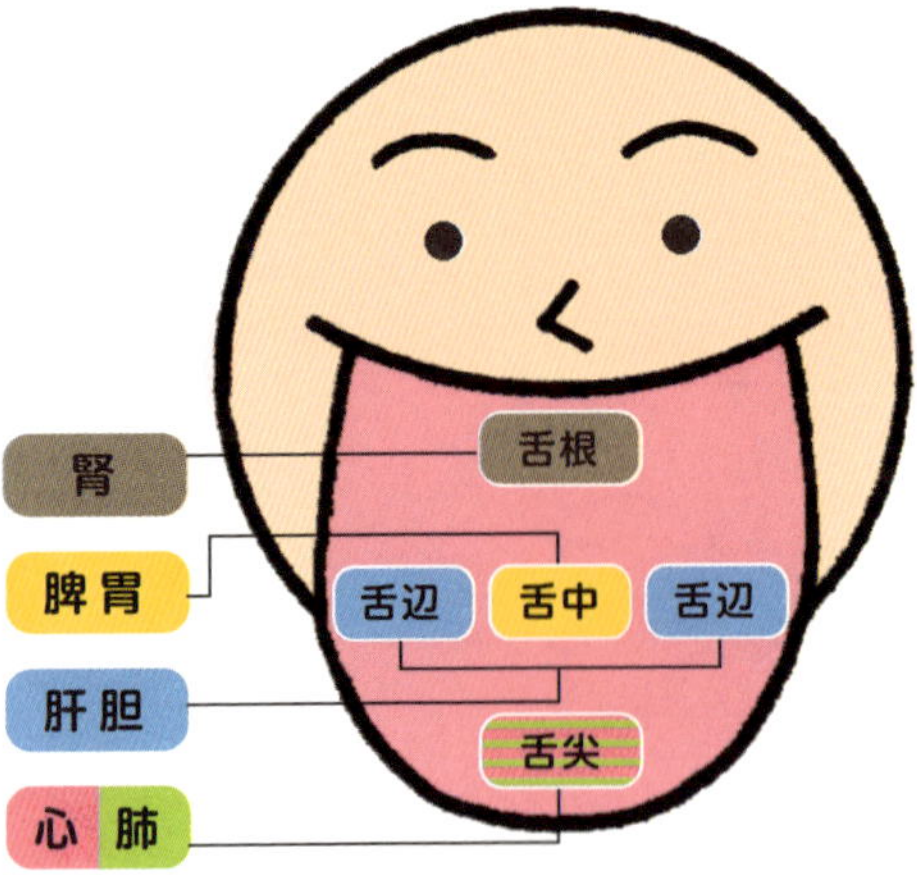

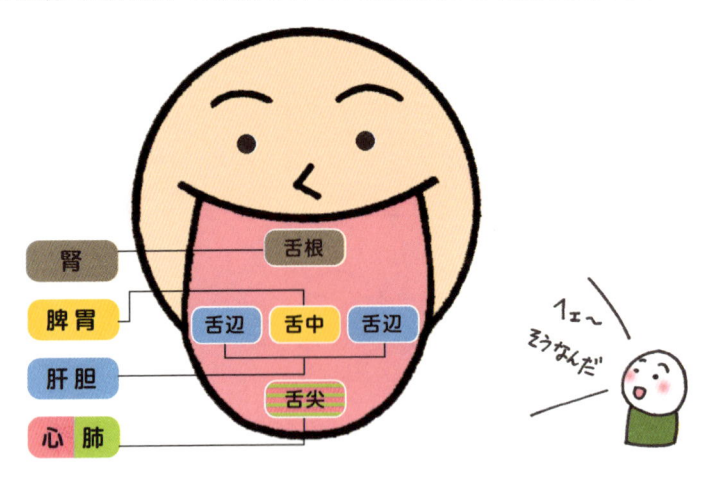

五行色体表《こぎょうしきたいひょう》

こちらは五行思想を表にしたもの。自然界の五つの元素、木・火・土・金・水がカラダや季節、感情など全てに関連していることを表しています。詳しくは本文 102 ページをご覧ください。

五季	五志	五気	五味	五色	五支	五主	五竅	五腑	五臓	
春	怒	風	酸	青	爪	筋	目	胆	肝	木
夏	喜	熱	苦	赤	面色	血脈	舌	小腸	心	火
土用	思	湿	甘	黄	唇	肌肉	唇	胃	脾	土
秋	悲	燥	辛	白	毛	皮毛	鼻	大腸	肺	金
冬	恐（驚）	寒	鹹	黒	髪	骨	耳	膀胱	腎	水

舌の外観

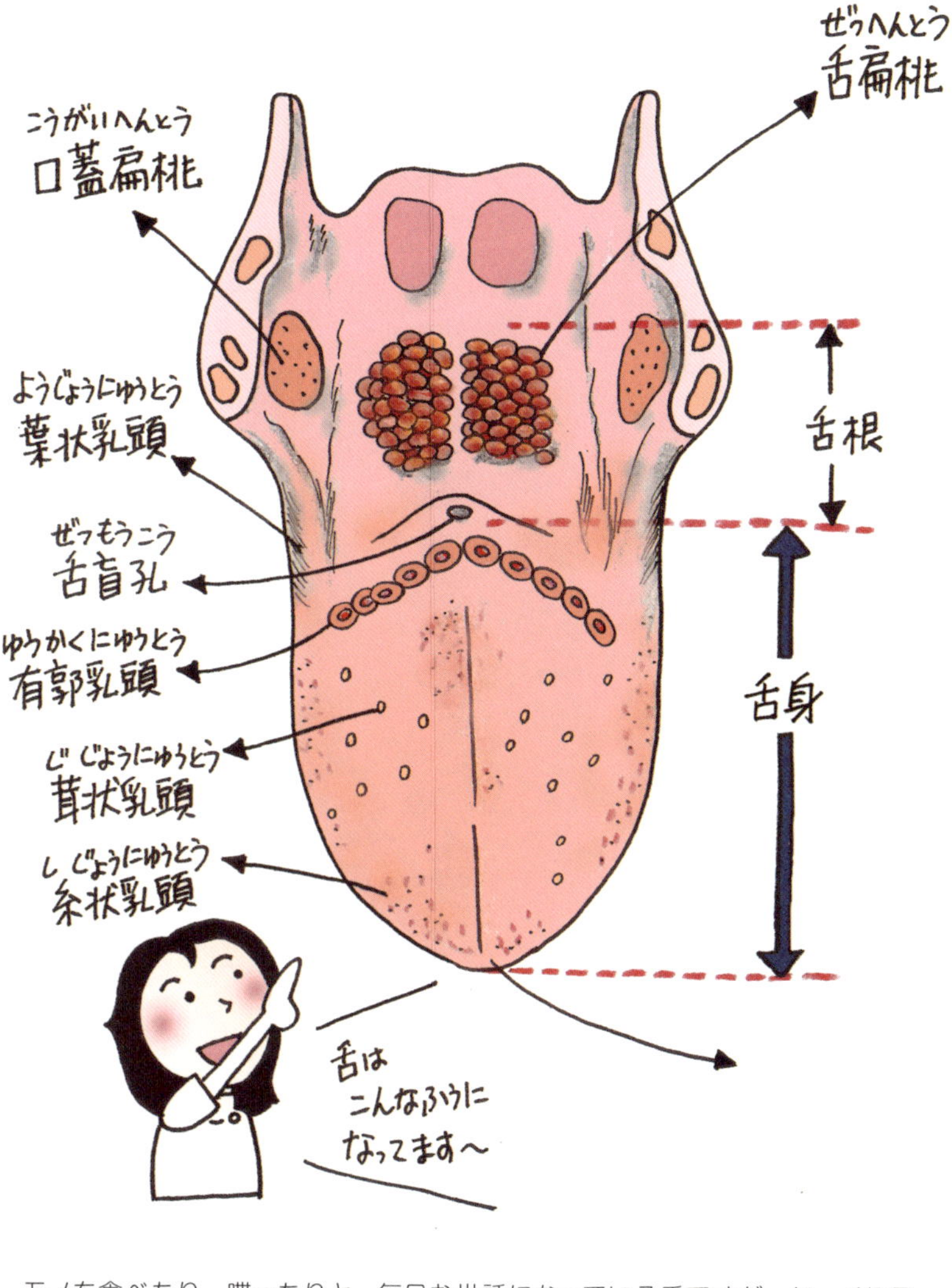

口蓋扁桃《こうがいへんとう》
舌扁桃《ぜつへんとう》
葉状乳頭《ようじょうにゅうとう》
舌盲孔《ぜつもうこう》
有郭乳頭《ゆうかくにゅうとう》
茸状乳頭《じじょうにゅうとう》
糸状乳頭《しじょうにゅうとう》
舌根
舌身
舌は
こんなふうに
なってます～

モノを食べたり、喋ったりと、毎日お世話になっている舌ですが、じっくり見る機会はあまりないのでは？ この本を機会に舌を知って、見て、動かして、毎日を楽しく過ごしましょう！

STEP 2 次は、舌の色をチェック！

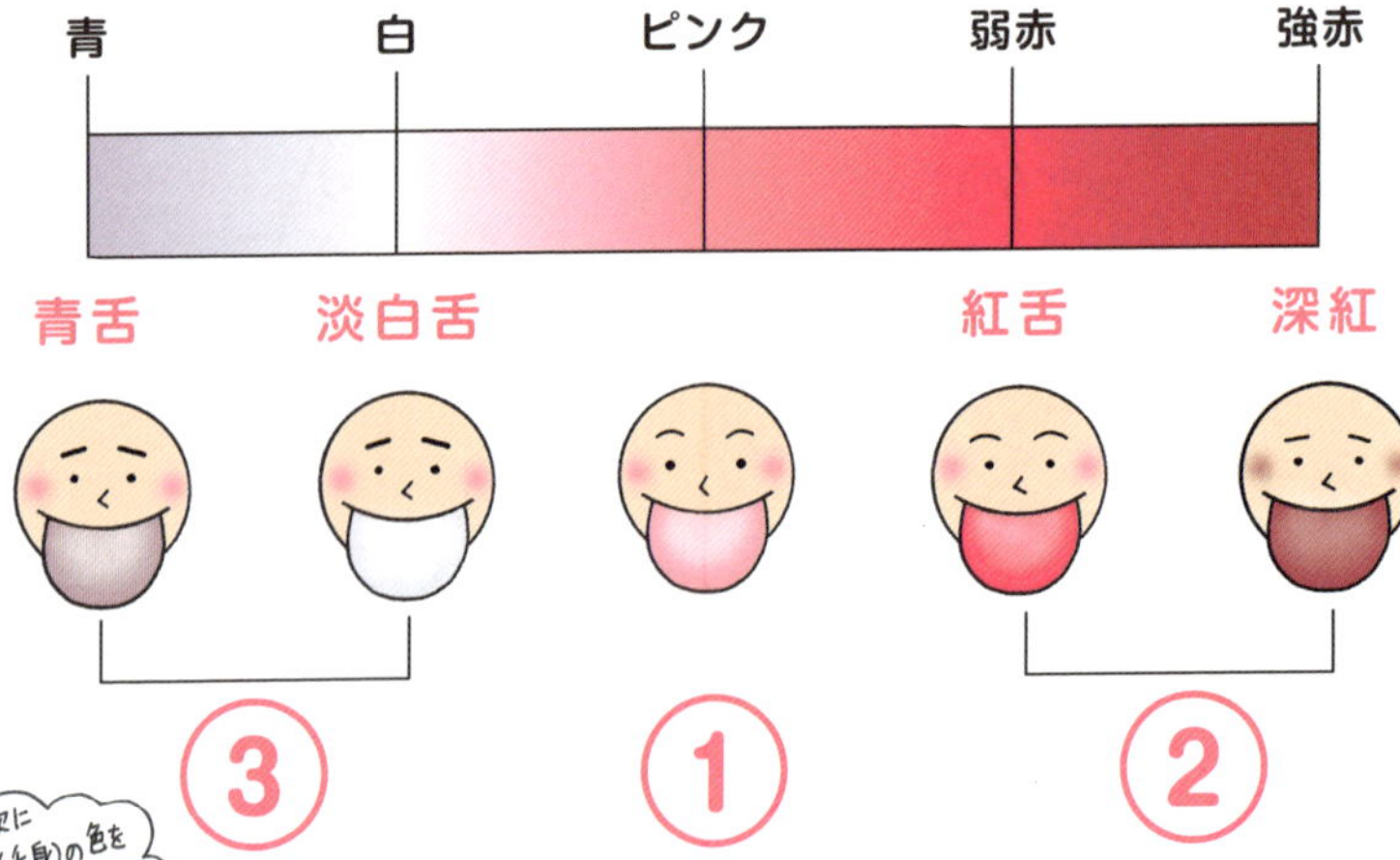
青
白
ピンク
弱赤
強赤
青舌
淡白舌
紅舌
深紅
3
1
2

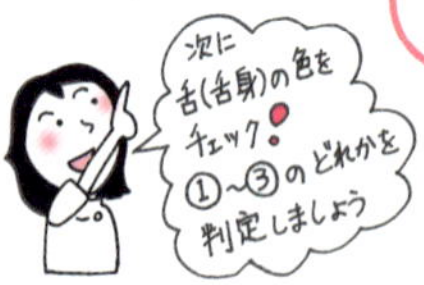
次に
舌(舌身)の色を
チェック!
①〜③のどれかを
判定しましょう

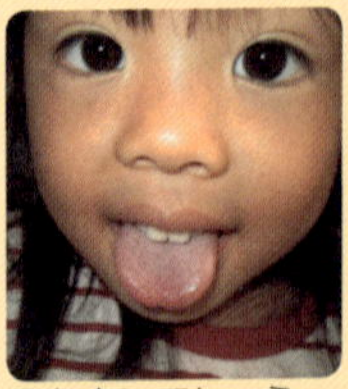

理想的な舌は子供の舌！

理想的な舌を見たい人は、子供の舌を見ると良いでしょう。薄いピンク色の舌身に、苔がうっすらと白くついている状態で、漢方で言う「淡紅色、薄白苔」です。5〜6才くらいまでの、元気なお子さんが身近にいれば、よく観察して参考にすることをオススメします。（写真はあおいちゃん3歳）

舌診チャートの見方

鏡の前で自分の舌と見比べて使います。
ステップ1、2の順番で判定していきましょう。
例えば、**ステップ1**で
「苔（舌苔）があって、薄くて、苔の色が白」
だとAになります。
ステップ2で、
「舌本体(舌身)の色が白いとき」は3、ですので、
2つ合わせてA3となります。
この結果をもとに、**38ページ**からの結果と
簡単薬膳を見ましょう！

舌を、見る、動かす、食べるで 健康になる!

平地治美 Harumi Hiraji

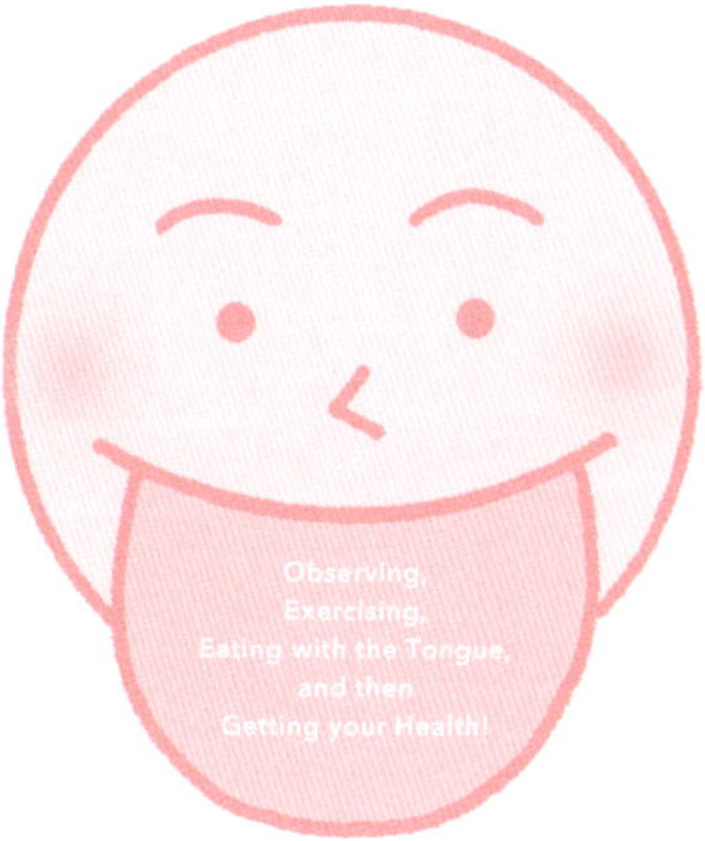
Observing,
Exercising,
Eating with the Tongue,
and then
Getting your Health!

日貿出版社

はじめに

「舌診《ぜっしん》」と聞くと、〝知らない〟〝なんだか難しそう〟と思う方が多いかと思います。

実は私も、漢方を学ぶ前は、「舌診」という言葉さえ知りませんでした。

ところが大学の薬学部を出て漢方薬局に就職し、同じ職場の中国人医師が、患者さんの舌を見ただけで様々な症状を言い当てるのを目の当たりにして、

「こんなに色々なことが分かるんだ、スゴい！」

と感動し、それからは毎日最低でも三回は自分の舌を観察するようになりました。


毎日見ていると、舌は色々なことを教えてくれるようになります。

ところが患者さんのなかには、〝自分の舌をじっくりと見たことなんてない〟という方も少なくありません。

そうした患者さんの舌を見て、

「ここまでひどくなる前に気づいて欲しかったな……」

と思うこともしばしばあります。

どんな病気も、早めに対応すればするほど治るのも早いからです。

ですから毎日ほんの数十秒でも良いので、自分の舌を観察して、自分のカラダと向き合って欲しいのです。

誰でも自分が気にかけて、手入れをしたものには愛情が湧くと思いますが、まず第一に愛すべきは他でもない自分自身です。

無関心で、乱暴に扱い、

「壊れたら他人に任せて治してもらえば良い」

というのでは、あなたのカラダが可哀想過ぎます。

本書では舌の見方から、症状別の食養法、舌の体操とケアまでをご紹介しています。舌診の面白さを学び、自分のカラダを知るきっかけにして頂ければ嬉しいかぎりです。

目次

1章　舌診ってなんでしょう？

あなたの主治医はあなたです！

漢方というと

「暗い、アヤしいお店の奥から、鹿の角やヘビから作られた薬が出てくる」

というイメージを持つ人がまだまだ多いようです。
でも、実は漢方ってとても身近なものなんです。
例えば私達はいつも、家族や友達の顔色や声の調子から、

「今日は元気がないな……」
「怒っているのかな？」

など、相手のカラダや心の状態を推測したりしますよね？
これも立派な漢方の診察です。
ふだん何気なくしているこんなことの延長が、漢方の診断方法に繋がっていたり

するんです。

また、漢方処方に使われる生薬《しょうやく》には、台所で使っている食材と共通するものもたくさんあります。

例えば、生姜《しょうが》や紫蘇《しそ》などもその一つ。

漢方では生姜は胃腸の働きに、紫蘇は食中毒の予防に効く生薬として使われています。だからお寿司を食べるときに生姜の甘酢漬け＝ガリを一緒に頂くんですね。

こんな風に漢方は私達の生活に深く根ざしたものなんです。


そしてこの漢方の診断法の一つが「舌診」です。

舌の状態を見ることにより、カラダや心の状態を知ることができるのです。


舌診は、鏡さえあればいつでもどこでもできます。また、特別な訓練を受けた専門家だけのものでなく、誰でもその気になればマスターすることができます。

そして自分で自分を診断して大まかな体調を把握することができるのです。

とても実用的なこの知恵を、私達の生活に活かさないのはもったいないと思いませんか？

大きな病気をしてからあわてて病院で診察してもらうのではなく、その前の段階で、あなた自身があなたの主治医となって、〝未病を治す〟ことができるようになれれば素敵ですよね。

難しいことではないんです。

短い時間で良いので、まずは自分のカラダに向き合う時間を作ってください。

そして危いサインを見付けたら、ゆっくり休んだり、症状に合った食べ物を食べたり、そんなことから始めてください。

「漢方」イコール「漢方薬」ではありません

それでは、まず舌診と関係の深い「漢方」という言葉について、簡単に説明していきましょう。

「漢方」とは中国古来の医術のことです。

「漢」は漢字、漢文、などと同じ使われ方で〝中国の〟という意味、「方」は方術、つまり〝医学〟のことです。

古くは弥生時代に大陸文化とともに医術も日本に入ってきたと考えられていますが、当時はまだ文字がなかったので記録は残っていません。歴代の天皇は日本に古来からある医術、「和方《わほう》」だけでは飽き足らず、最先端の医療を求めて朝鮮半島から外国人医師を呼び寄せ、治療を依頼したりしていました。

そのうちに和方は、その発展の度合いが優れていた漢方に、取って代わられてしまいました。その後、漢方は日本に合った形にアレンジされ、独自の形で発展し、日本に根付いていきました。

ただ、日本で「漢方」という名前がついたのはずっと後のことです。

江戸時代中期に日本に入ってきたオランダ医学が「蘭方《らんぽう》」、日本古来の医学が「和方」と呼ばれたのに対して、幕末頃に改めて、「漢方」と名付けられました。それまではほとんど漢方だけしかなかったので、わざわざ区別して呼び分ける必要がなかったのです。

ちなみにこの「漢方」という言葉は和製用語で、中国や韓国では使われません。中国では「中医学《ちゅういがく》」、韓国では「韓医学《かんいがく》」などと呼ばれます。

中国生まれ日本育ちの「漢方」は、日本独自のもので、その内容も中国や韓国のものとは異なる部分もあります。

先ほど、「漢方＝漢方薬ではない」と書きましたが、漢方のなかには、

湯液《とうえき》……漢方薬のこと。
鍼灸《しんきゅう》……鍼やお灸のこと。
按摩《あんま》……カラダを揉んだりさすったりして調子を整えること。
導引《どういん》……体操、呼吸法のこと。
養生《ようじょう》……食養生などを含む生活指導。

などが含まれます。

これらをトータルでおこなう治療が「漢方」です。漢方薬を服用することだけが「漢方」ではないのです。

この本では、この漢方の診断法である「舌診」を学び、日々の生活に活かして頂くのが目的です。

必要なのは鏡だけ！

漢方も西洋医学も、患者さんを診断して治療方針を決定するのは同じです。
でも、漢方の診断には、西洋医学で使うような複雑な機器は必要ありません。
診断は、見る、嗅ぐ、聞く、触る、とすべて五感を使っておこないます。
診断方法は四種類で「四診《ししん》」と言います。

①望診《ぼうしん》……顔色や舌の状態を見て診断する。
②聞診《ぶんしん》……声やカラダから発する音を聞く・臭いを嗅ぐ。
③問診《もんしん》……問いかけて答えてもらう。
④切診《せっしん》……患者さんに触ってする診断。お腹を触ったり脈の状態を診る。

このなかで舌診は「見て」する診断ですから、「望診」に含まれます。

どうして舌でカラダが分かるの？

漢方では、舌はその人の体質や内臓の状態を映し出す〝鏡〟だと考えられています。舌にはツボや経絡と言われる気の通り道が沢山あり、内臓をはじめカラダの内側の状態が舌に現れるのです。

簡単に言えば私たちのカラダの構造は、口から肛門までが繋がった一本の管だと言えます。

その部分部分で機能別に、口からノド、胃、小腸、大腸そして肛門と色々な名前がついていますが、構造的には繋がった一本の管であることには変わりません。そして、その一番先端にあるのが舌なんですね。だから舌は内臓に直接繋がった、リトマス試験紙やインデックスのような存在なんです。

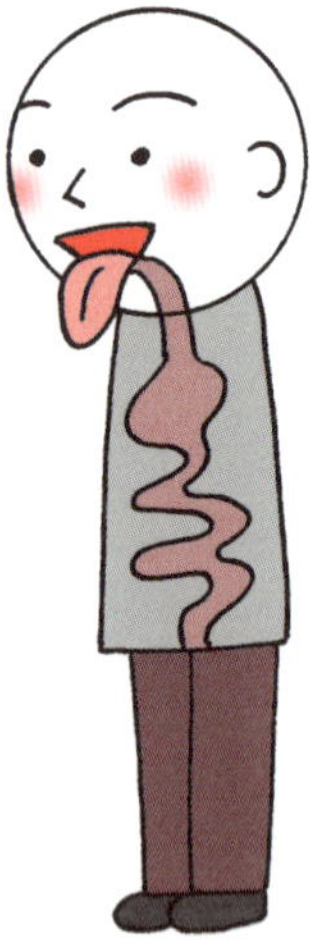

舌はカラダの一番先！

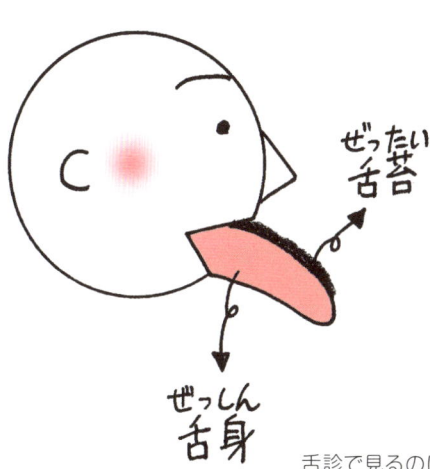

舌診で見るのは、舌苔と舌身の２つ！

舌でなにが分かるの？

さて、次に舌を見てみましょう。詳しくはあとで紹介する、舌の見方のところで説明しますので、ここでは舌のおおまかな構造について説明します。

舌は本体の〝舌身《ぜっしん》〟とその上を覆う〝舌苔《ぜったい》〟に分けられます。

それぞれに分かることが違い、

舌身からは、

- **カラダが冷えているか、熱いか**
- **栄養状態**
- **内臓の働き**

舌苔からは、

- **胃腸の状態**

● 病気の進行
● 病気の深さ

が分かります。
舌診ではこの〝舌身〟と、舌の表面を覆う苔のような〝舌苔〟をそれぞれ観察し、

● 舌の色
● 舌の形や状態
● 舌苔の色や状態
● 舌裏の静脈

などを見ることにより、目に見えないカラダの内部のことはもちろん、心の状態や、その人がもともと持っている体質や性格などを診断します。

日本における舌診の歴史

さて、さきほど「漢方」の歴史について簡単に触れたところでも書きましたが、漢方は中国から日本に入ってきた後、江戸時代は鎖国をしていたこともあり、日本独自の発展を遂げました。

いまでも車や電化製品、化粧品などなど、細やかな感性で、なんでも便利に使えるように工夫するのは、私達日本人の長所でしょうね。

同じように、漢方にも、

◎シンプルで分かりやすい薬の選び方の体系化
◎日本人に合う薬の量での漢方薬の調合
◎日本の気候風土に合った処方の開発
◎刺しても痛くない鍼の道具の開発

など日本独自のアレンジを施しました。なかでもお腹を触って病気を知る「腹診」は日本漢方の得意技です。その一方で、実は舌診はある時期まであまり重視されず、現在でもその名残か、「舌診」は中医学、「腹診」は日本漢方の得意分野となっています。

日本で舌診をメジャーにした戴曼公《たいまんこう》

日本において舌診に大きな影響を与えたのは、江戸時代に大流行した天然痘の治療でした。

いまでは撲滅された天然痘ですが、当時は死に至る病として恐れられていたのです。江戸時代の末期になると、ワクチンを接種する種痘所が開かれ治療が始まりますが、明治に入っても数万人単位の死者が出ていたというから大変です。

天然痘は病気の経過が早く、刻々と変化するその病状を的確に把握して、適切な治療をしないと即、死に繋がります。

そうしたなかで、カラダのなかの状態がすぐに確認できる舌診は、天然痘には欠かせない診断方法だったわけです。ところがその頃の日本には、天然痘の治療において正しい舌診ができる医者はほとんどいなかったようです。

そこで当時最先端の知識を提供してくれたのが、中国からやってきた戴曼公《たいまんこう》です。

戴曼公は、僧侶でしたが多彩な才能の持ち主で、『万病回春』という医書を書いた漢方の大御所・襲廷賢《きょうていけん》の弟子でもあり、医術にも長けた名医だったのです。

この戴曼公が描いた舌診図は、その後の漢方における診断・治療に大きな影響を

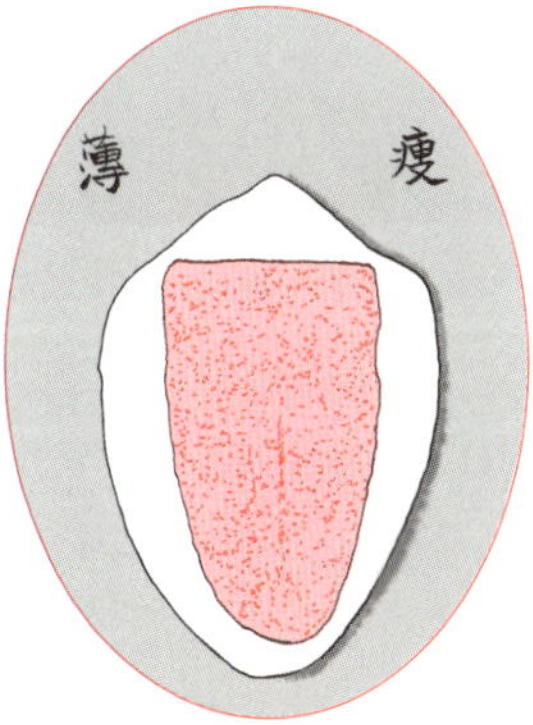

舌診図（イメージ）
※実際の舌診図を参考にしたものです。

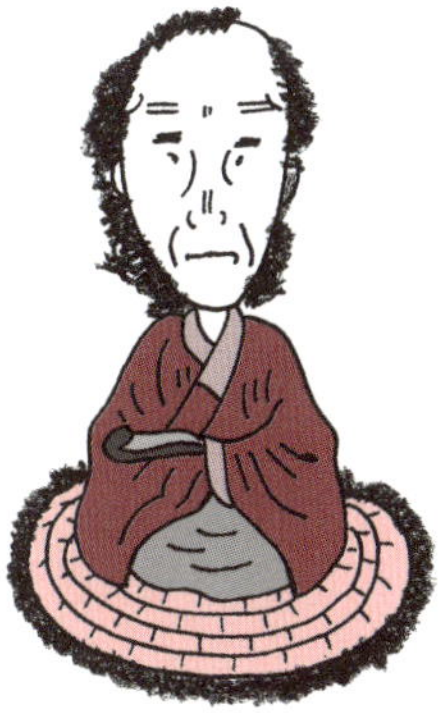

日本の舌診の祖・
戴曼公先生

与え、戴曼公の教えを受けた池田正直《せいちょく》の孫・池田瑞仙《ずいせん》は、天然痘治療の名医として江戸幕府に呼ばれています。

その影響力は大変大きく、この舌診図を盗んで模写したものを売ったり、〝池田流〟を騙《かた》って診察する不届き者もいたようです。

また、写真のない当時の舌診図は、正確な舌の状態を伝えるため、厚紙をくり抜き、症状別にひとつひとつ舌の様子を、立体的にリアルに描いています。

この本のイラストを描いて頂いた伊東さんと一緒に実物を閲覧したのですが、その精密さにとても驚いていらっしゃいました。

それだけ当時の天然痘は大変な病気で、舌診はとても重要な技術であったわけです。

舌は筋肉のかたまり!?

さて次は、これからよくよく見て頂く、舌についてのお話です。お話をしたり、ものを食べたりと、口のなかでいつも働いてくれている舌。みなさんはどのくらい舌のことをご存じでしょう?

意外に知られていませんが、実は舌は筋肉のかたまりなんです。だからこんなにも自由自在に動くんですね。

なかでも私たち人間を含む霊長類の舌には、筋紡錘《きんぼうすい》という微妙な筋肉の働きを感じ取るセンサーがあります。この筋紡錘があることで、他の動物にはできない複雑な発声や動きができるわけです。

そう考えて改めて自分の舌を眺めてみるとどうでしょう?

薄い粘膜を通して血管が透けて見えませんか?

それもそのはず、舌の表には動脈《どうみゃく》、裏には静脈《じょうみゃく》といった、内臓をはじめカラダのなかを巡る大きな血管が通っているんです。

だからこそ〝舌は内臓の先端〟なんですね。

おかげで普段は見ることができない内臓や血液の状態を、例えば、「貧血気味だと舌の色も白っぽくなる」「循環器が不調で血の流れが悪いと舌の色が紫っぽくなる」という風に、舌を通じて見ることができるわけです。

舌にある二つのデコボコ

さらに舌を解剖学的に見ると、筋肉のかたまりの舌の表面には舌乳頭《ぜつにゅうとう》という小さなデコボコがあります。この舌乳頭は4種類ありますが、ここで大事になってくるのは、糸状乳頭《しじょうにゅうとう》と茸状乳頭《じじょうにゅうとう》の2種類です。

糸状乳頭は先が尖っているので、ものを舐めたり、すくい取ったりするときに活躍します。一方の茸状乳頭は先が平べったく、舌本体（舌身《ぜっしん》）の色が現れ、血の流れが多ければ赤く、少なければ白や紫と色が変わり、カラダの熱さ寒さが分かります。

また、舌の裏側を通っている舌下静脈からは、血液の状態と流れが分かります。

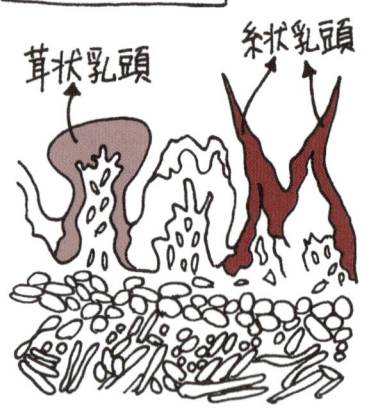

舌の上のデコボコの正体“舌乳頭”。

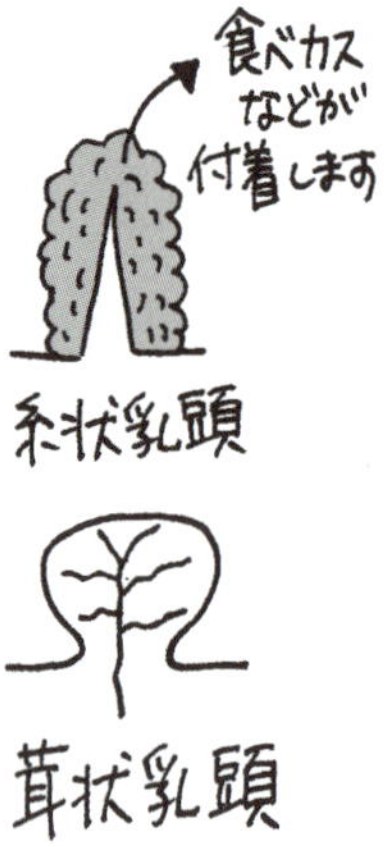

健康な状態ではこの静脈は目立ちませんが、カラダが冷えていたり、血がドロドロして血行が悪いと、太く紫色になったり、ウネウネと広がって見えるようになります。
漢方ではこのような血の滞りを「瘀血《おけつ》」と言います。

舌に苔が生えている！

さて、実際に舌を見て頂くと、

「舌の上に白いものが乗ってるんだけど……」

と思われる方が多いでしょう。

それこそが舌診で一番大事な舌苔です。

実はこの舌苔、正体は先ほど登場した糸状乳頭の先についた食べかすや細菌、古くなった粘膜などの、舌についた〝垢〟なんです。

「嘘！　きれい好きの私の舌に、そんなものがついているはずがない！」

という声が聞こえてきそうですが、この舌苔、垢なんですが、実は舌の粘膜を保護するという重要な役割をしてくれている、なくてはならない存在なんです。

また〝舌の苔〟という名前の通り、自然界の苔と同じで湿った環境では厚くなり、

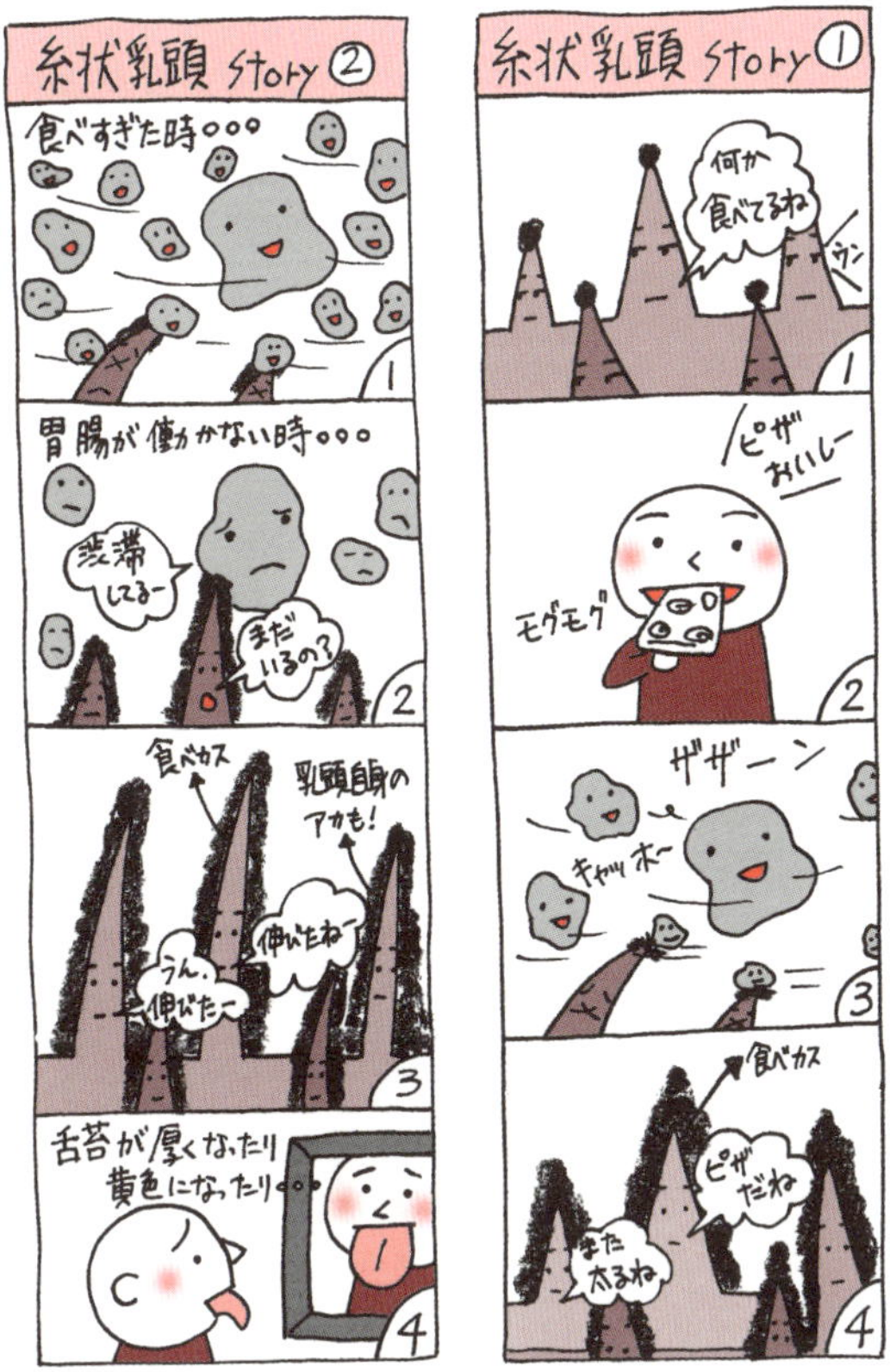
糸状乳頭 Story①
何か食べてるね
ウン
ピザおいしー
モグモグ
ザザーン
キャッホー
食べカス
ピザだね
また太るね
糸状乳頭 Story②
食べすぎた時。。。
胃腸が働かない時。。。
渋滞してるー
まだいるの？
食べカス
乳頭自身のアカも！
伸びたね～
うん、伸びた～
舌苔が厚くなったり黄色になったり。。。

糸状乳頭は、食べ過ぎや胃腸の機能低下などでニョキニョキと伸びてきます。この糸状乳頭に食べカスなどがつくことで、舌苔が厚くなったり黄色くなったりします。

逆に乾いたところには、生えないという性格を持っています。

ですから、食べ過ぎや飲み過ぎで舌苔は厚くはれぼったくなることで、胃腸が疲れていることを教えてくれるのです。

この厚い状態が続くと味覚が鈍くなり、濃い味付けでないと満足しなくなったり、高齢者の場合は細菌が誤嚥性肺炎《ごえんせいはいえん》の原因になったりと注意が必要です。そのため、歯を磨くのと一緒で舌苔も手入れが必要です。


逆に水分が少なかったり、緊張で口のなかが乾いていると、舌苔は薄くなり、カラダに水分が不足していることや、緊張していることを教えてくれます。

さらにカラダに栄養が不足すると、舌もやせ衰え、舌の粘膜が縮み、苔も生えてこなくなります。つまり舌苔は、カラダのヘルスセンサーでもあるのです。

舌診で見る、二つのポイント！

それではいよいよ舌診で舌を見るポイントと、見方を紹介していきましょう。

大事になるのは、先ほど登場した、

舌苔
舌本体＝舌身の色

の二つです。

それぞれに見るべきポイントが違いますので、順番にそれぞれについて説明していきましょう。

カラダの〝いま〟が分かる〝舌苔〟の見方

前のところで、

「ふふふ、実は垢なんです」

と、その衝撃の正体を明かした舌の苔、〝舌苔〟。

この舌苔が舌診をするうえで大事なのは、カラダの〝いま〟の状態が現れているからです。

舌苔は数日で全部剥がれ落ちてしまうこともあれば、食べ過ぎた翌日には、舌苔を作っている糸状乳頭がニョキニョキ伸びて、ベッタリと厚くなっていたりと、その時々の自分の体調を知りやすいんですね。

舌苔で見るのは、

①苔の厚さ
②色

の二つです。

それぞれを順番で説明しましょう。

① 苔の厚さ

舌で一番変化がよく出て見やすいのが、この舌苔です。食べ過ぎ、飲み過ぎや睡眠不足をはじめ、女性の場合は月経の影響も受けます。

舌苔で分かるのは、胃腸の状態です。

胃腸が弱って血行が悪くなると、舌の血行も悪くなり、舌の血管は萎縮します。

一方で消化管内の栄養が過剰になり、うまく排出されないと、糸状乳頭は硬くなり、伸びて舌苔が厚くなります。

つまり、胃腸がうまく働かず血行が悪くなり、「老廃物が滞っている状態がそのまま舌に現れる」ということです。

見方としては、

- **薄い**
- **厚い**
- **ない、まだら**

の三つ。うっすらとした苔がつき、下にある舌の色が透けて見えれば「薄い」、見えなければ「厚い」と思えばＯＫです。

② 色

舌診で一番大事なのは、この舌苔の色です。

私たちの口のなかには色々な細菌がいて、健康なときには口内細菌のバランスがとれています。ところが体調不良でこのバランスが崩れてしまうと、舌苔に色をつける産色細胞《さんしょく》が大量に出て、これが苔に沈着することで舌苔の色となるわけです。

基本的には、健康なときは薄い白で、苔が厚くて真っ白の場合はカラダが冷え気味です。逆にカラダに熱がこもるにつれて黄色、茶色、黒と段々色が濃くなり、健康状態も悪くなります。

白苔

苔が薄く白いのは、健康な状態です。厚く白い苔は、胃腸の働きが悪くなっている表れです。風邪のひきはじめなどの感染症の初期にも苔が厚くなることがあります。

1
舌診ってなんでしょう？

うっすらと白い苔は健康な状態です。

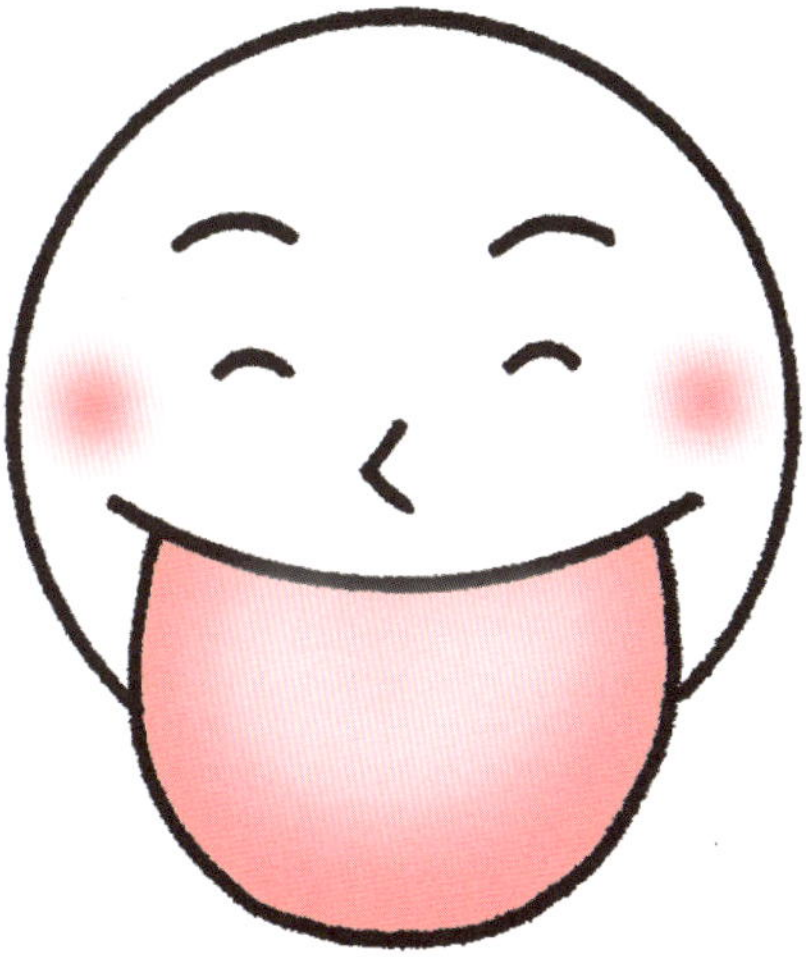

苔が厚いときはちょっと調子が崩れているとき。

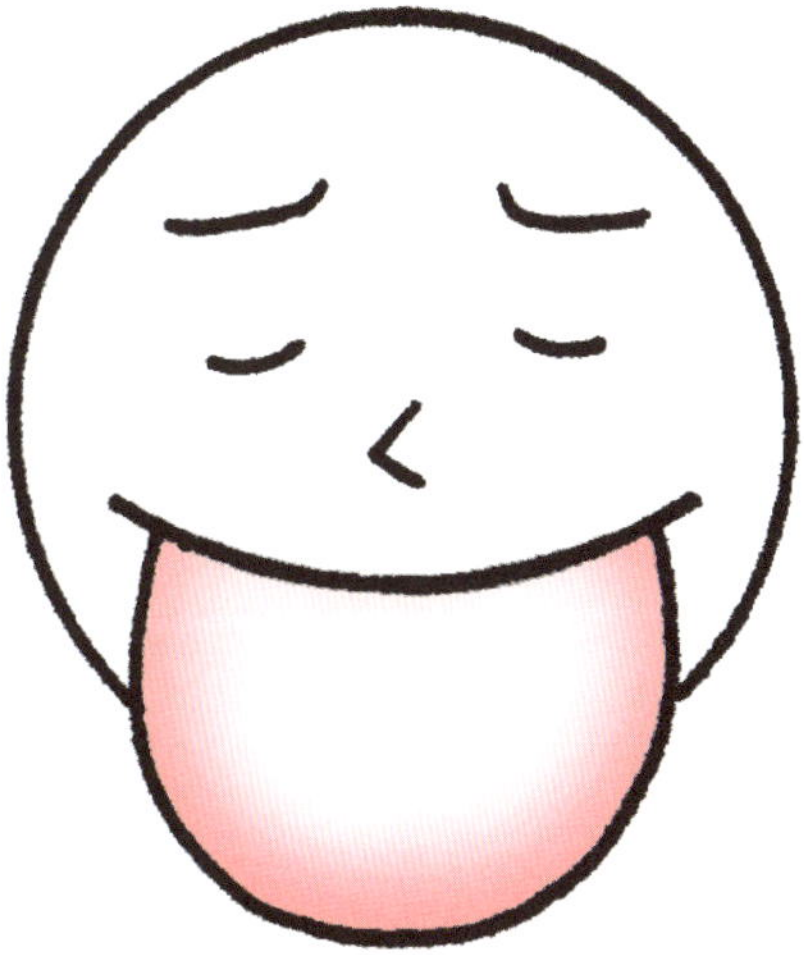

黄苔

胃腸に熱がこもっている状態。

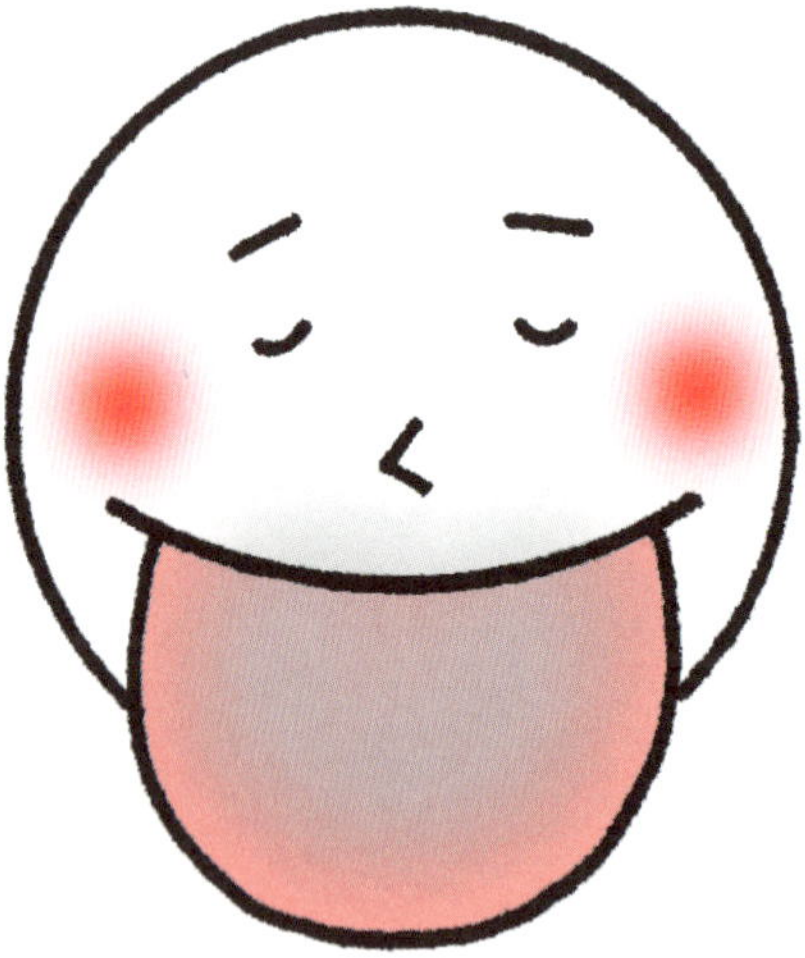

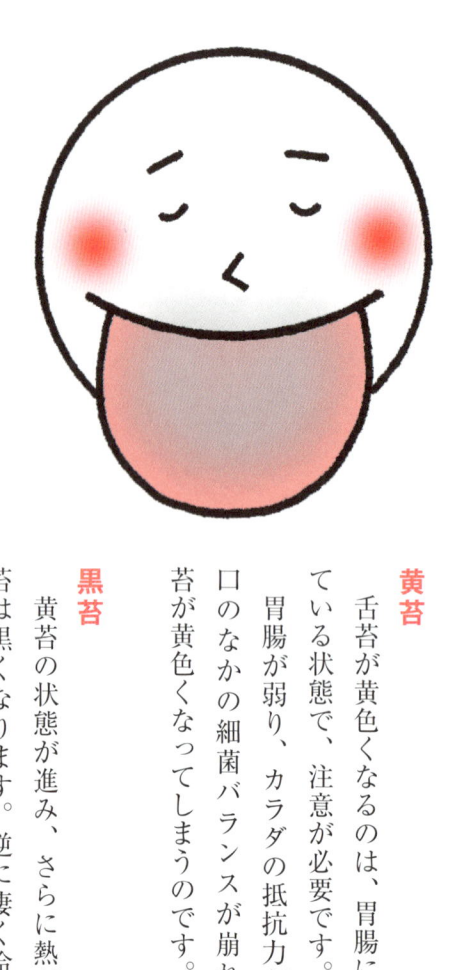

黄苔

舌苔が黄色くなるのは、胃腸に熱がこもっている状態で、注意が必要です。

胃腸が弱り、カラダの抵抗力が落ちると、口のなかの細菌バランスが崩れてしまい、苔が黄色くなってしまうのです。

黒苔

黄苔の状態が進み、さらに熱がこもると、苔は黒くなります。逆に凄く冷えても黒くなることがありますが、どちらにしても何らかの病状がかなり進んだ状態です。

ただ、抗生物質やステロイド剤の服用で苔が黒くなることもありますので、その場合は飲むのをやめたり、体調が回復すれば自然に治るので特に心配はありません。

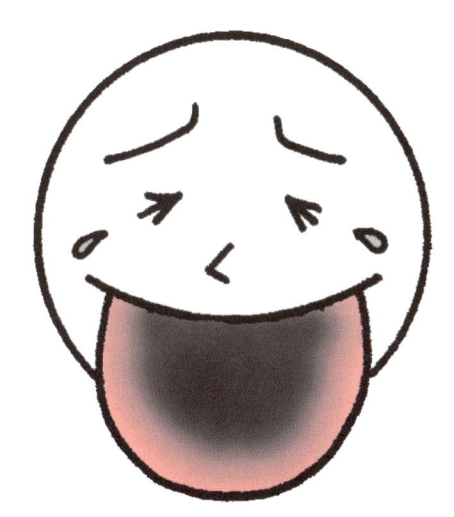

黒苔

黒い苔は何らかの病状が、かなり進行している可能性あり！病院などでの受診をオススメします。

また稀にですが、もともと舌苔が黒い人もいますが、これは体質ですので心配する必要はありません。その場合は舌苔の色は判断の基準から外してください。

カラダの熱さ・冷えを教えてくれる〝舌本体の色〟

次は舌本体＝舌身の色です。

前に書いた通り、舌には動脈や静脈といった大きな血管が通っているので、舌身の色が赤ければ、血の流れが激しいのでカラダは熱く、逆に白や青みがかっていれば、血の流れが少なく、カラダが冷えていることが分かります。そういう意味では、顔の色と同じですね。

見方としては普段の赤さを覚えておいて、

「今日は普段より赤いから熱っぽいかも」

とか
「舌が白っぽいから冷えに注意しなきゃ」

といった感じで、大まかなベースとして考えると良いでしょう。

舌を見るのは朝がオススメ！

最後に〝いつ舌を見た方が良いか？〟です。

鏡さえあれば気がついたとき、いつでもOKなのが手軽な舌診の良さなのですが、よりしっかり見るのなら、朝一番、顔を洗うとき、歯磨きをする前がオススメです。理由は一番舌の状態が自然で、そのときの体調が現れているからです。

ここまで読めばもう自分で舌診をする準備はOKです。

いよいよ2章では巻頭の見開きのチャートを使って舌診にトライです！

分からなくなったら、もう一度この章を読んで、確認しながら進めましょう。

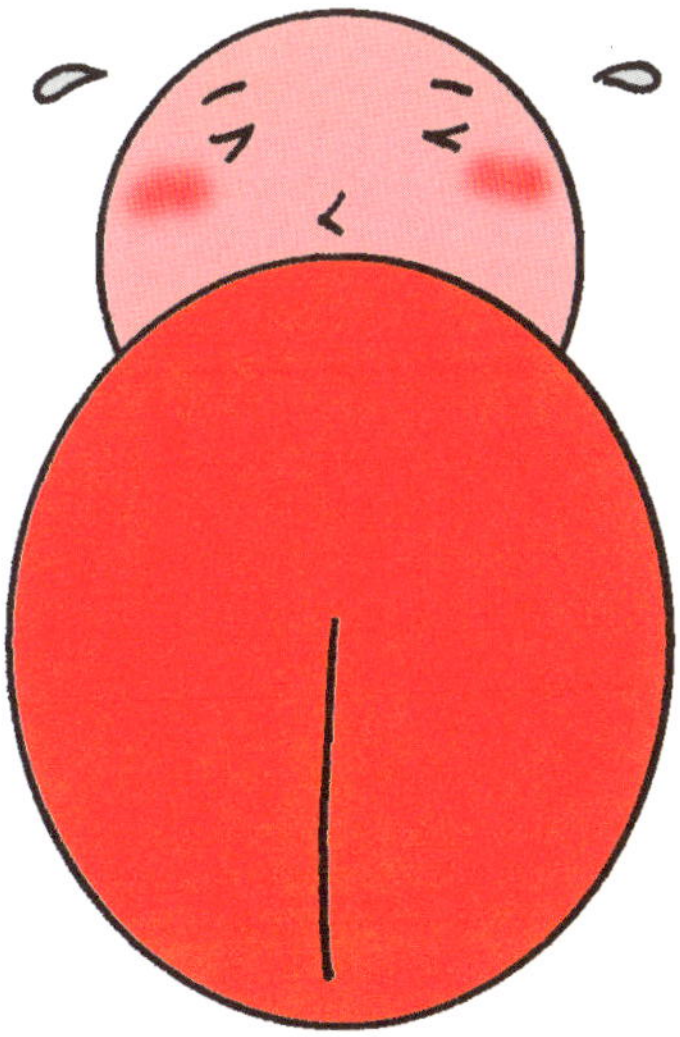

舌の色の変化は、概ね顔色と同じと考えてOKです。熱があり、血が上ると顔色が赤くなり、冷えて血の気が引くと青白くなるのと同じで、冷えれば舌は白くなり、熱を持つと赤くなります。

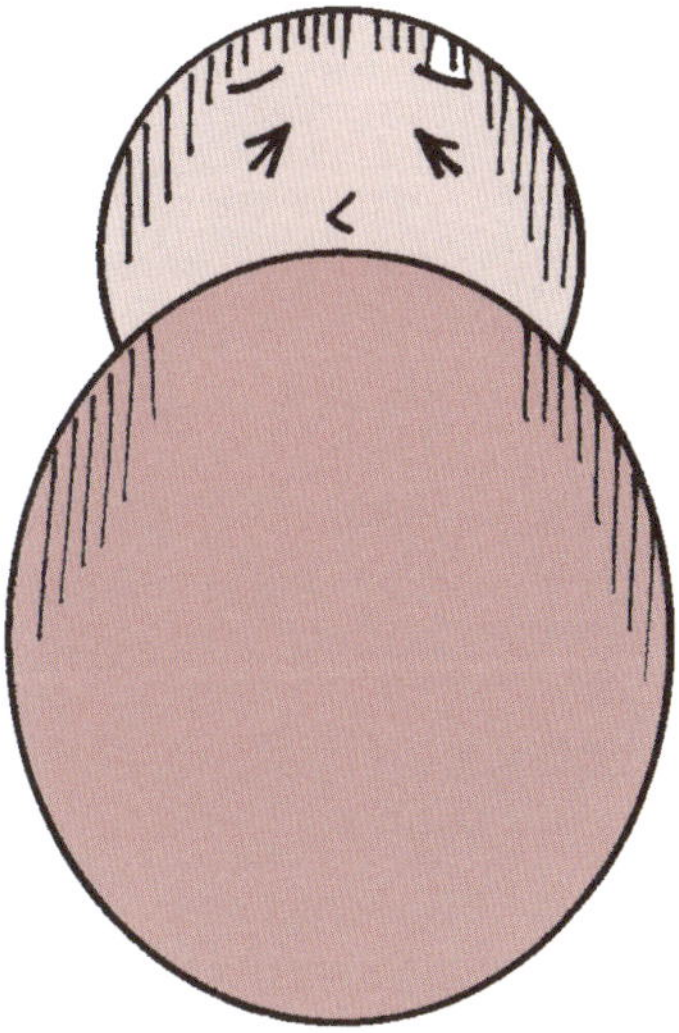

紫色の舌は、カラダが冷えて湿っていることが多いです。逆に高熱のあとや、病気が長引いて血がドロドロのときにも紫色になります。この場合は水分が不足して、舌も乾燥しています。

column 01 月経と舌の関係

女性は月経前、月経中、月経後で舌の状態が大きく変わる場合があります。

基礎体温の標準型（月経周期28日の場合）

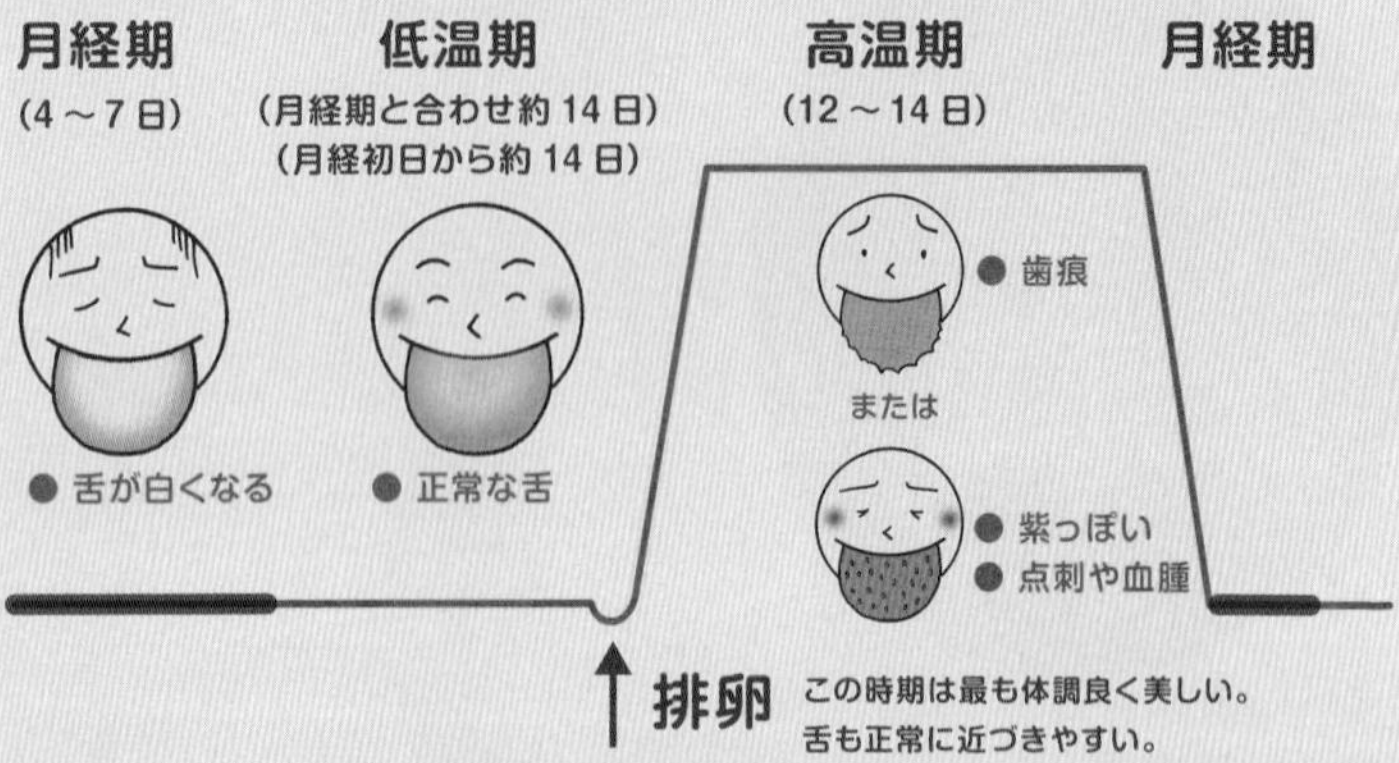

月経期
(4～7日)
低温期
(月経期と合わせ約14日)
(月経初日から約14日)
高温期
(12～14日)
月経期
舌が白くなる
正常な舌
歯痕
または
紫っぽい
点刺や血腫
排卵
この時期は最も体調良く美しい。
舌も正常に近づきやすい。

月経期……月経が始まると血が出て行ってしまうので、カラダは冷えて舌は白くなる傾向になります。目の使い過ぎは、「血を消耗する」と漢方では考えますので、パソコンや細かい字をなるべく見ないように気をつけましょう。夜更かしにも注意です。

低温期～排卵日……一般的に、月経が終わったこの期間は体調が良いことが多いです。この時期の舌の状態が、本来の自分のニュートラルな状態です。自分の体調がベストなときの舌の状態を、よく覚えておいてください。

高温期……月経前は、カラダが色々なものを溜め込む時期です。カラダが熱を持つので、いつもより舌の色が赤くなったり、舌先にプツプツとした点（点刺）が現れたり、舌苔が普段より厚くなったり黄色くなることもあります。カラダがむくむのと一緒に、舌もむくんで歯型（歯痕）がついたりすることもあります。カラダに熱をこもらせる、肉や酒、乳製品、揚げ物などを避けて、過食しないようにしましょう。

2章　舌診にトライ！　あなたの舌は？

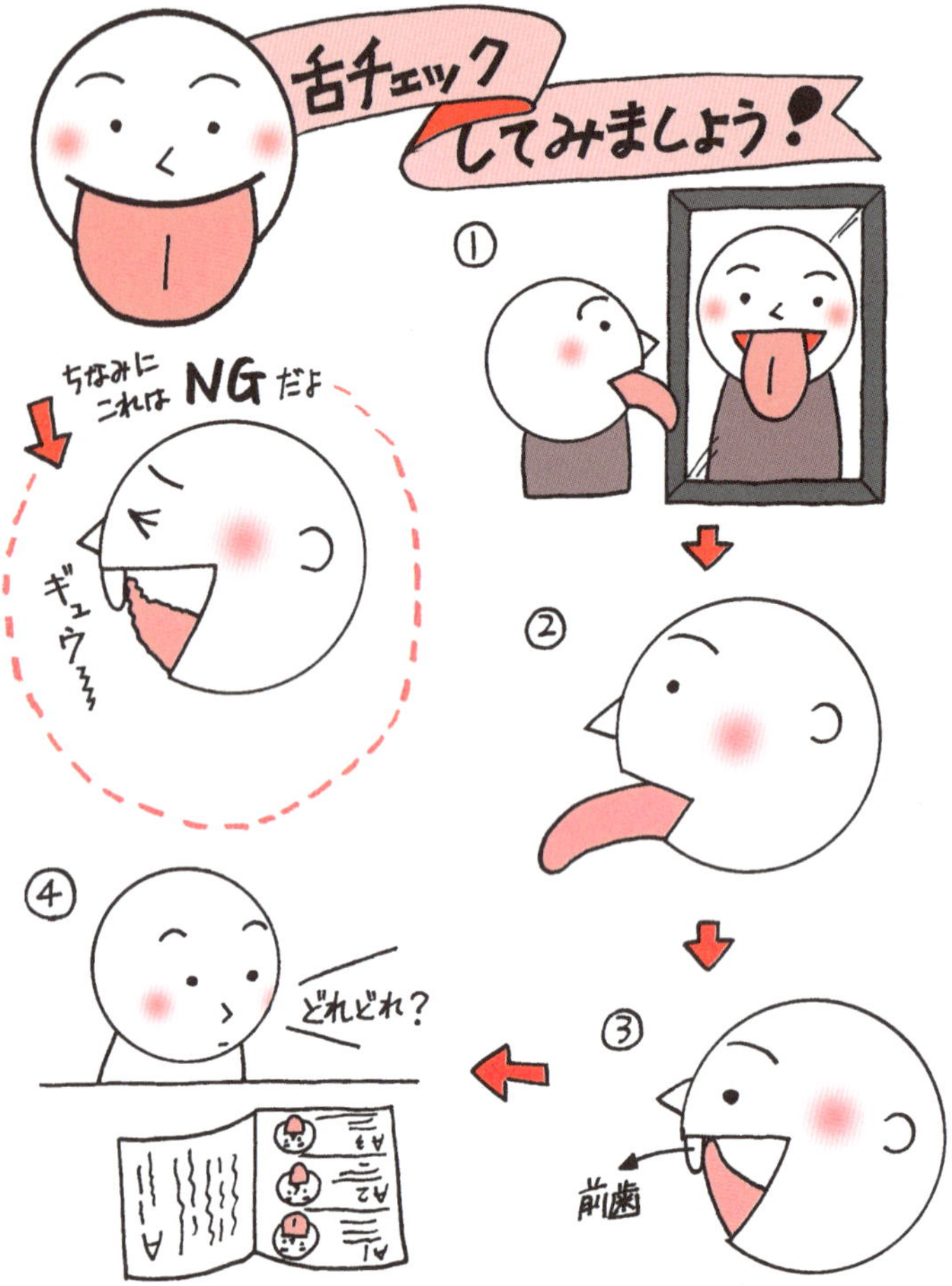

舌の見方

「朝起きて顔を洗うときに」と、毎日同じ条件で観察するのがベスト！
色やカタチを見るために、できるだけ明るくしましょう。
① 鏡の前で口を大きく開け、力を抜いて舌を出します。
② ステップ1　苔の厚さと色を見て見開きチャートでA～Fまでのタイプを確認します。
③ ステップ2　舌本体（舌身）の色を見ます。まずは舌の正面、次に舌先を上の前歯の裏側につけて色をチェック！見開きチャートの1～3のどれかを確認します。このときに上の歯に舌を強く押しつけて、舌の色が変わらないように注意しましょう。
④ これで終了！ 38～69ページのなかから自分のタイプを探して確認しましょう。
※タイプは、「ほとんど白だけど、少し黄色」と重なることもありますので、そのときは、白と黄色の両方を見てください。

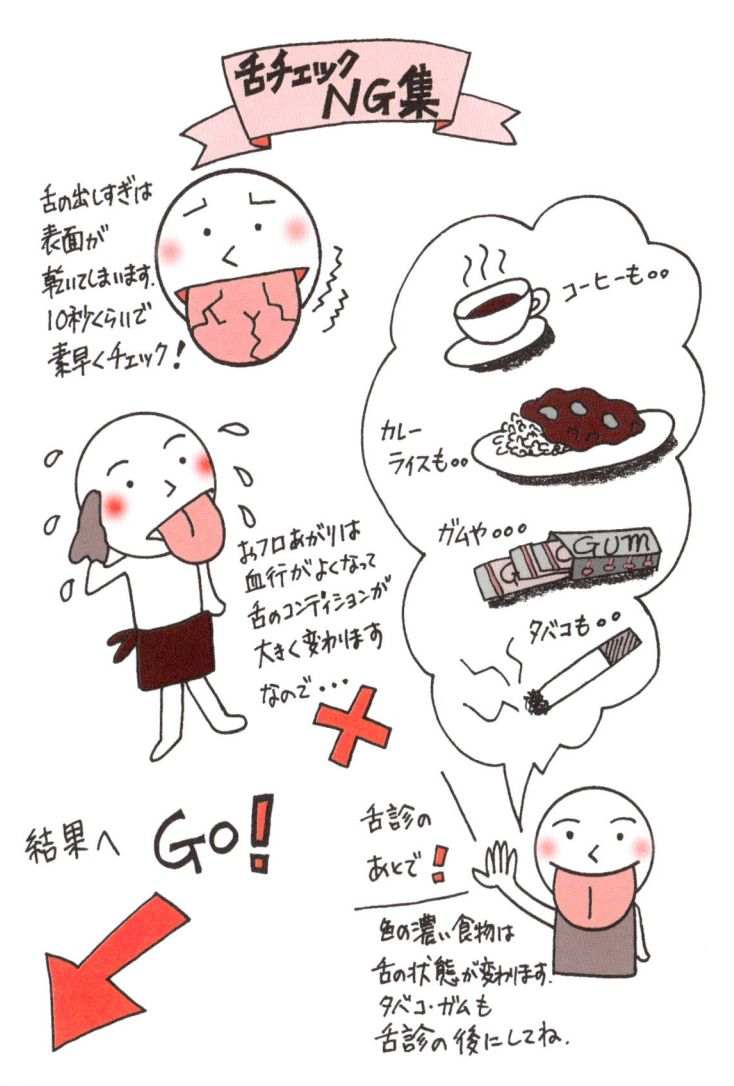

NG！

- あまり長い間舌を出していると、表面が乾いて色が変わってしまうので、素早くチェックしましょう。
- 食べ物の色や温度で舌の状態が変わってしまうので、食べた直後は NG！
- タバコを吸うと、舌苔が厚く白くなることがありますので、舌診の前は NG！ ガムは舌の血行を良くして色を変えてしまうので、舌診の前は NG です。
- おフロで温まり、汗を出すと血行が良くなり、舌のコンディションが大きく変わってしまうので、入浴やシャワーは舌診のあとにしましょう。

A タイプ

舌苔〝薄い〟〝白〟

「基本的には健康です！」

薄いピンクの舌に、うっすらと白い苔がついている健康な状態ですね。

問題がないことがほとんどですが、もし、いつもと違う寒気や疲れを感じて、ゾクゾクするような場合は、葛湯《くずゆ》や生姜湯《しょうがゆ》などを飲んで、ゆっくり休むと良いでしょう。風邪やインフルエンザの初期だと、まだ舌に変化が出ないこともあるからです。そうでなければ、まず心配のない状態です。

胃腸にも問題ないことがほとんどですが、舌身の色が赤かったり、白かったりする場合は少し注意が必要です。

薄くて白い舌苔は、胃腸が正常に働いていることを表しています。また、ピンクの舌は、気血がスムーズに流れている証拠で、自然治癒力が充実して体調が良く、病気にもかかりにくい状態です。

早い段階で病気の予兆を発見し〝未病を治す〟のに理想的な舌です。

A1 苔 薄い白苔 身 ピンク

理想的な舌の状態です！
いまのペースで生活されていけば良いでしょう。

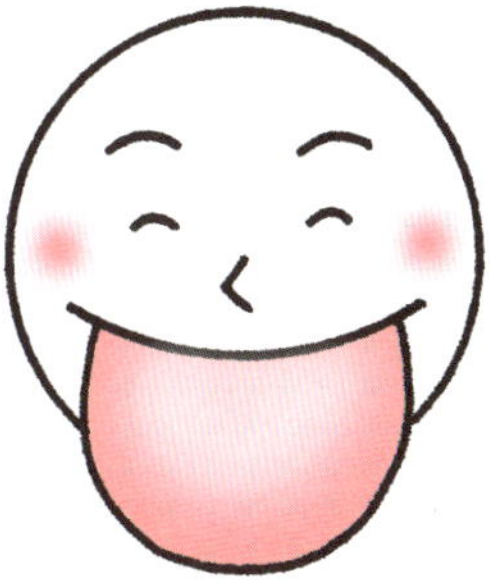

A2 苔 薄い白苔 身 赤

健康といっていいレベルですね。ただ少し熱っぽいので用心して、早めにカラダを休ませると良いでしょう。

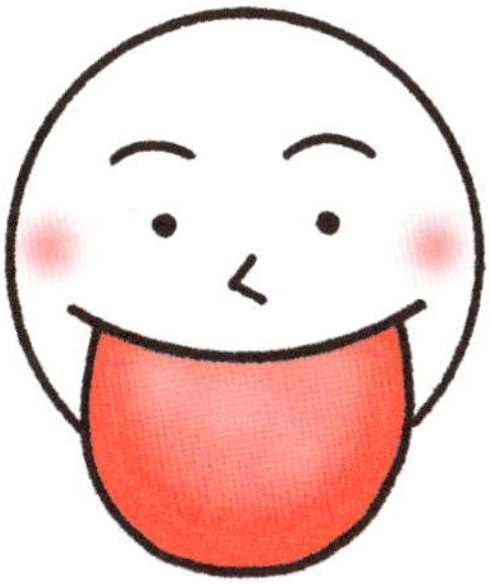

A3 苔 薄い白苔 身 白・青

健康といっていいレベルです。少しカラダが冷えているので、温かくして、早めに休むと良いでしょう。

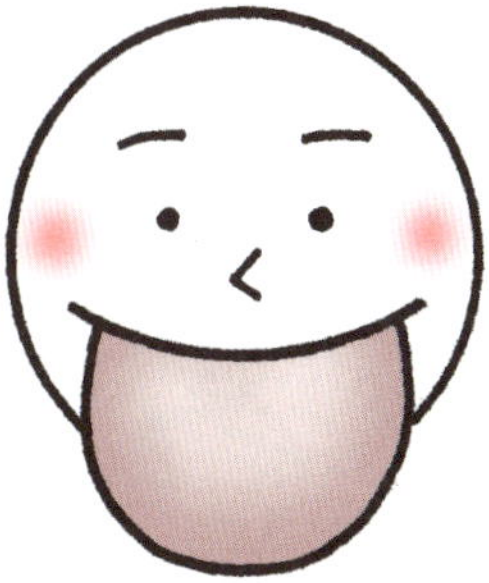

Aタイプのあなたにオススメの簡単薬膳

A

舌がピンクのA1のあなたには、
カラダをキレイにする

白湯《さゆ》

材料　水

作り方

1 やかんに飲む倍の量の水を入れ、フタをとったまま10～15分沸騰させます。

2 半分くらいの量になるまで煮詰めて完成。

効果

白湯にはカラダのなかの不要なものを排出する働きがあります。漢方に大きな影響を与えたと考えられる、インドの伝統医学であるアーユルヴェーダでは、白湯をまるで薬のように色々な目的で使います。なかでも胃腸の消化力を高める作用が強いので、舌苔の厚いタイプや、歯痕のあるタイプには特に適しています。他のタイプでも毎朝、この白湯を飲む習慣をつけると良いでしょう。

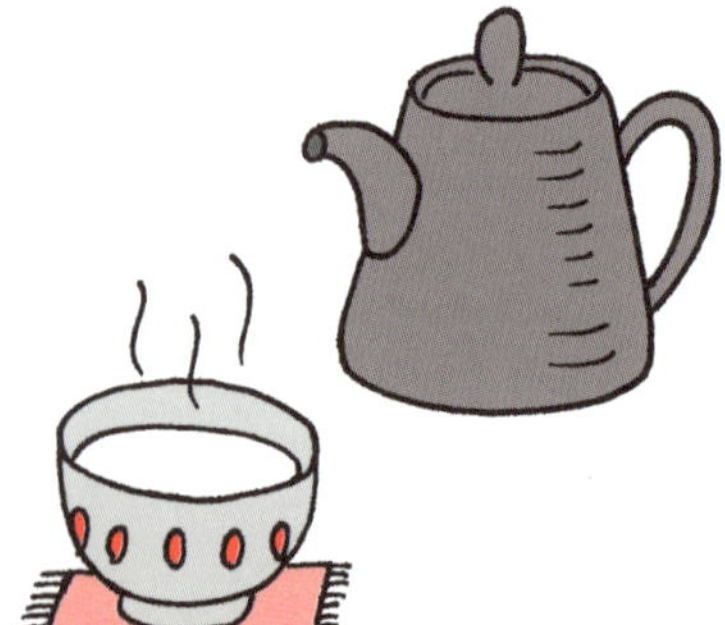

※分量は特に記載がない場合は、全て一人前です。

舌が赤いA2のあなたには、熱を発散させる

緑荷茶《りょくかちゃ》

材料　緑茶、乾燥薄荷《はっか》、お湯

※乾燥薄荷がなければ、ハッカ飴でもOK。どちらもなければミント茶・ミントの葉でもOK。

作り方

急須で緑茶を淹れるときに、乾燥薄荷を適量入れます。ハッカ飴の場合は、淹れた緑茶に飴を入れて溶かせばOK。

ミント茶をティーバッグで淹れるときは、そのまま急須に入れてください。生のミントの葉を使うときは、急須に葉を5～6枚入れましょう。

効果

日本ではあまり馴染みがない乾燥薄荷ですが、漢方では熱を発散させるのによく使われます。手に入らないときは、市販のハッカ飴やミントでも大丈夫です。

緑茶にはカラダにこもった熱を冷ます働きがあります。また薄荷のスーッとした香りは、頭をスッキリさせて、熱でボーッとした気分が良くなります。フレーバーティーの感覚で試してみてください。

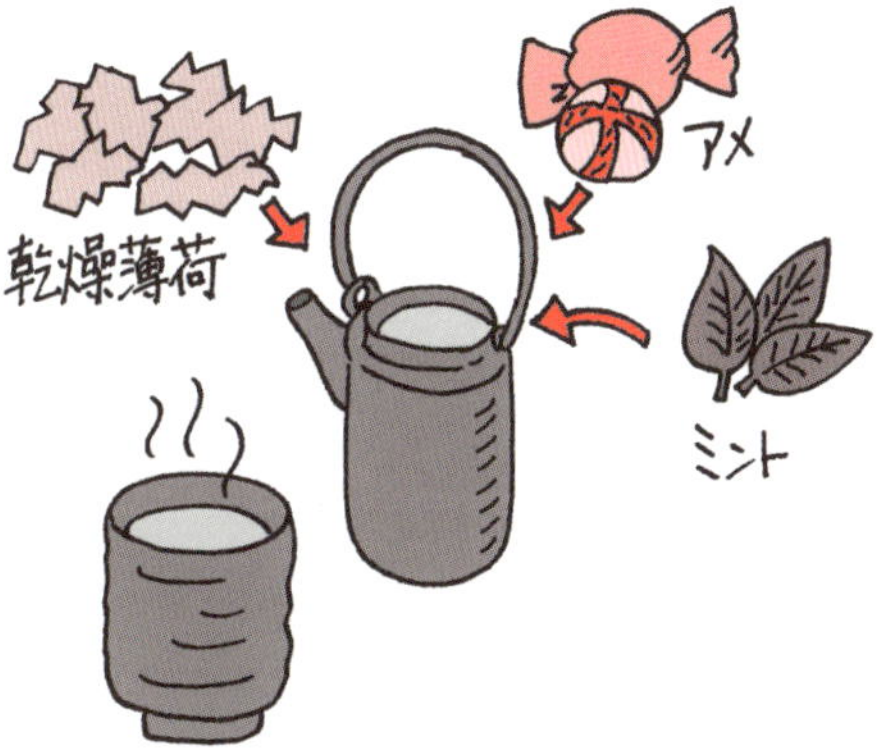

A

舌が白・青い**A3**のあなたには、
カラダを温める

紫蘇《しそ》入り生姜湯《しょうがゆ》

材料　生姜10グラムまたはジンジャーパウダー小さじ1／2、紫蘇の葉一枚（乾燥品でも可）、黒砂糖（お好みで）

作り方

1 薄めにスライスした生姜と紫蘇の葉をカップに入れ、白湯を注ぎます。

2 食前30分に飲むとより効果的。飲みにくければ黒砂糖を少々入れても良いでしょう。

効果

生姜にはカラダを温め、余分な水を出し、胃を丈夫にする効果があります。また紫蘇もカラダを温めるとともに、気を巡らせる作用があり、不眠やうつ症状など、メンタルヘルスの漢方処方にも配合されることがあります。

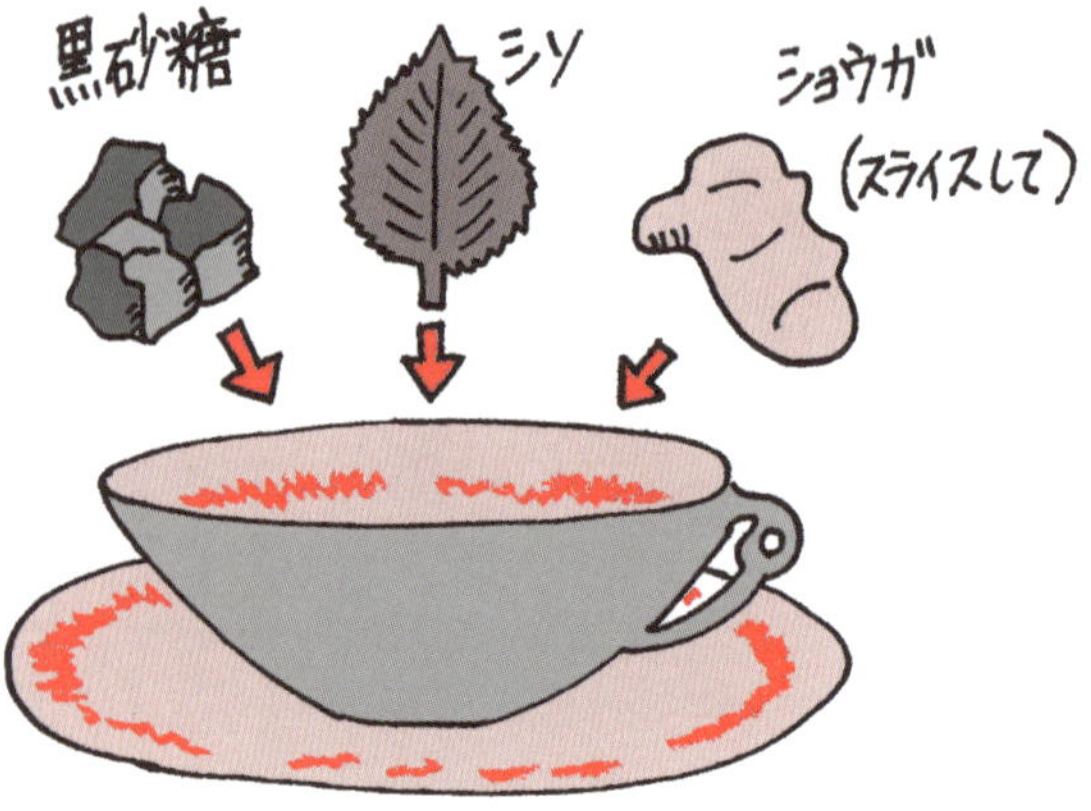

A
タイプ

Aタイプのポイント

- 基本的には健康です！
- 熱っぽさや寒気を感じたら、それぞれのドリンクを飲んで早めに休みましょう。
- 苔に変化がなくても、舌身の色の変化やカタチに特徴が出ていたら、そちらのタイプの養生法に従ってください。

Bタイプ

B

舌苔〝薄い〟〝黄〟

「胃腸に熱が入り始めています」

苔に変化が出るということは、胃腸が疲れているサインです。

舌苔が黄色くなるのは、胃腸に熱がこもっている状態です。

「白苔」の状態では、まだ口のなかの細菌バランスは、それほど崩れてない状態でしたが、この「黄苔」では病状が進み、口のなかの細菌バランスが崩れています。

私たちの口のなかには悪玉菌もいれば、善玉菌、そして日和見菌《ひよりみ》と呼ばれる、その時々で善玉にも悪玉にもなる菌がいます。いつもはこの三つの菌がバランスを取っているのですが、カラダの抵抗力が落ちたときに、このバランスが崩れてしまい、日和見菌が悪玉菌に転じてしまうのです。

舌が黄色くなるのは、真菌《しんきん》感染を起こして口のなかの酸性度が高くなり、舌苔に色をつける産色細胞が出てきたためで、口臭の原因にもなります。

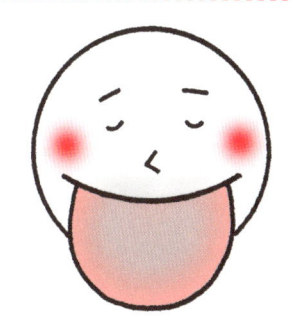

B1 苔 薄い黄 身 ピンク

カラダに入った熱が、胃腸にまで入り始めた状態です。余分な熱を冷ましながら胃腸の働きを回復させましょう。

B2 苔 薄い黄 身 赤

食べ過ぎ、飲み過ぎはしていませんか？

特に辛いもの、お酒は避けましょう！ 便秘や不眠によってもカラダに熱がこもります。

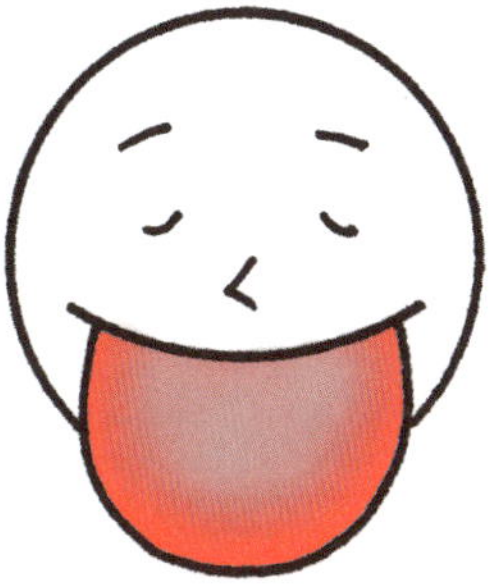

B3 苔 薄い黄 身 白・青

カラダが冷えて、胃腸がきちんと働いていないため、老廃物が溜まり始めています。
温めながら胃腸の働きを回復させましょう！

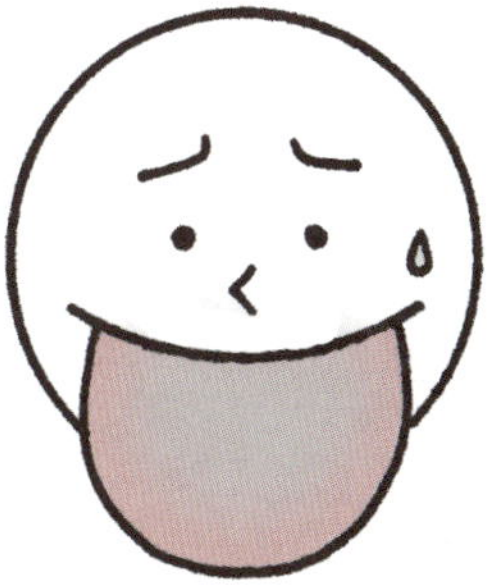

Bタイプのあなたにオススメの簡単薬膳

舌がピンクのB1のあなたには、美肌にも効果あり！

菊花茶《きくかちゃ》

材料　乾燥菊

作り方

乾燥菊をお湯で戻すだけですので簡単！　ちょっと苦みがありますので、飲みづらい方は黒砂糖を入れたり、緑茶やプーアル茶とブレンドしてもOKです。菊花茶は漢方薬局や中国茶の専門店にあります。ドラッグストアではまだ扱いが少ないようですので、ネット通販などを利用しても良いでしょう。

効果

菊花は食用菊を乾燥させたもので、古来より漢方薬として使われてきました。カラダの余分な熱を取り、眼精疲労（疲れ目）、美肌、不眠症改善などに良いとされています。

お湯を入れると、アロマ効果のある甘い菊の香りとともに花が開いて綺麗で、見た目にも癒されます。

透明の急須をお持ちの方は是非お試しください。

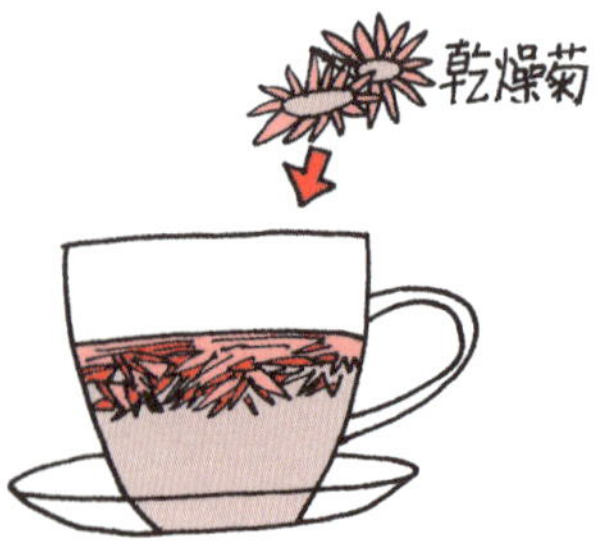

B

舌が赤いB2のあなたには、
胃を丈夫にする

はちみつ大根ジュース

材料　大根おろし10cc、水100ml、はちみつ大さじ1〜2杯

作り方
材料をカップに入れ水を注ぎ、ミキサーなどでよくかき混ぜればOK！
時間が経つと大根の苦みが増しますので、作ったあとはできるだけ早く飲みましょう。

効果
大根を細かくするときに、大根おろし器だと苦みが強くなりますので、ミキサーを使いましょう。大根は胃を丈夫にして消化を助け、熱を冷ます作用があり、生で食べると胃の熱が原因でできる口内炎にも有効です。はちみつには、カラダの老廃物を排出する働きがあります。

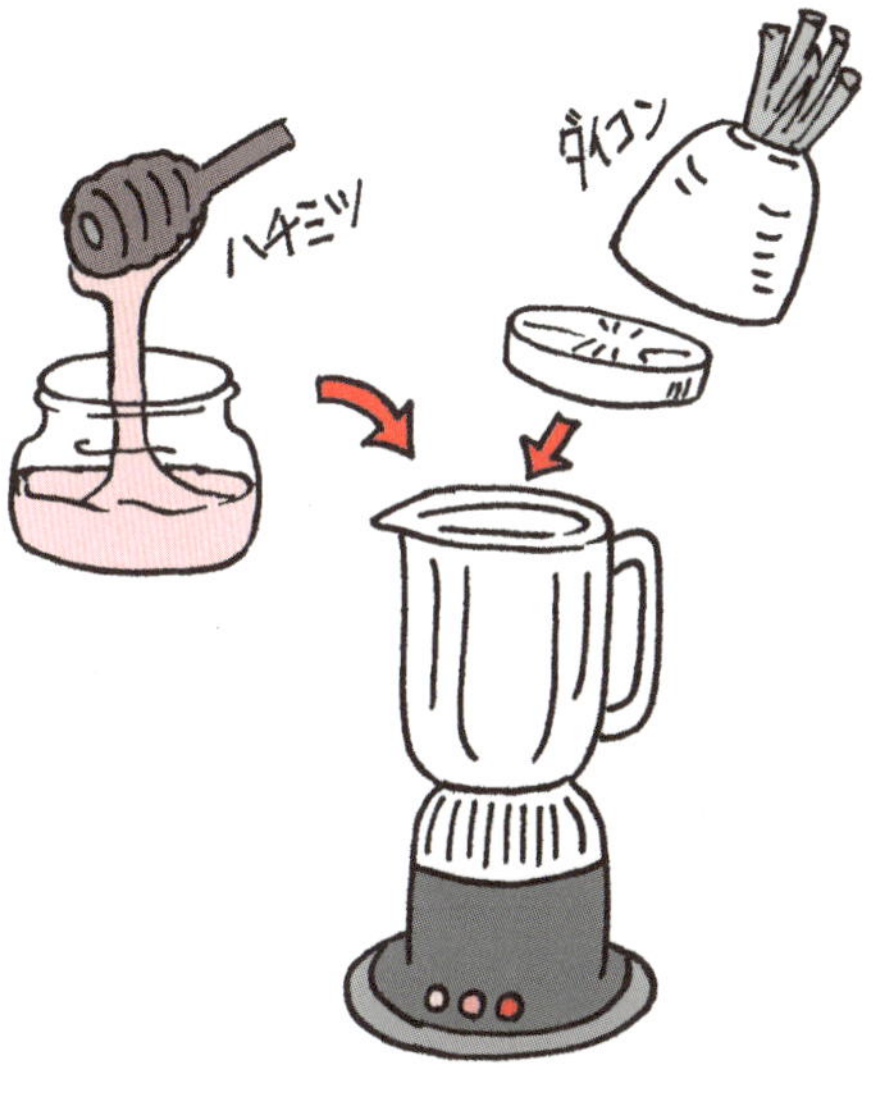

舌が白・青いB3のあなたには、
血の流れを良くする

黒豆茶

材料（1杯分） 黒豆大さじ1

作り方

1 黒豆をフライパンで炒ります。豆に白いスジが入るまでしっかり炒りましょう。

2 炒った黒豆にお湯を注いで5分ほど蒸らして完成。まとめて作ってもOKです。残った豆はそのまま食べても、ご飯を炊くときに入れて、黒豆ご飯にしても良いでしょう。時間がないときは炒ってない豆を水に入れて、10分くらい煎じて飲んでも効果があります。

効果

黒豆は血の流れを良くし、余分な水を排出する他、目の機能改善、糖尿病、抗アレルギー作用、ダイエット効果、美肌など多くの効能があります。

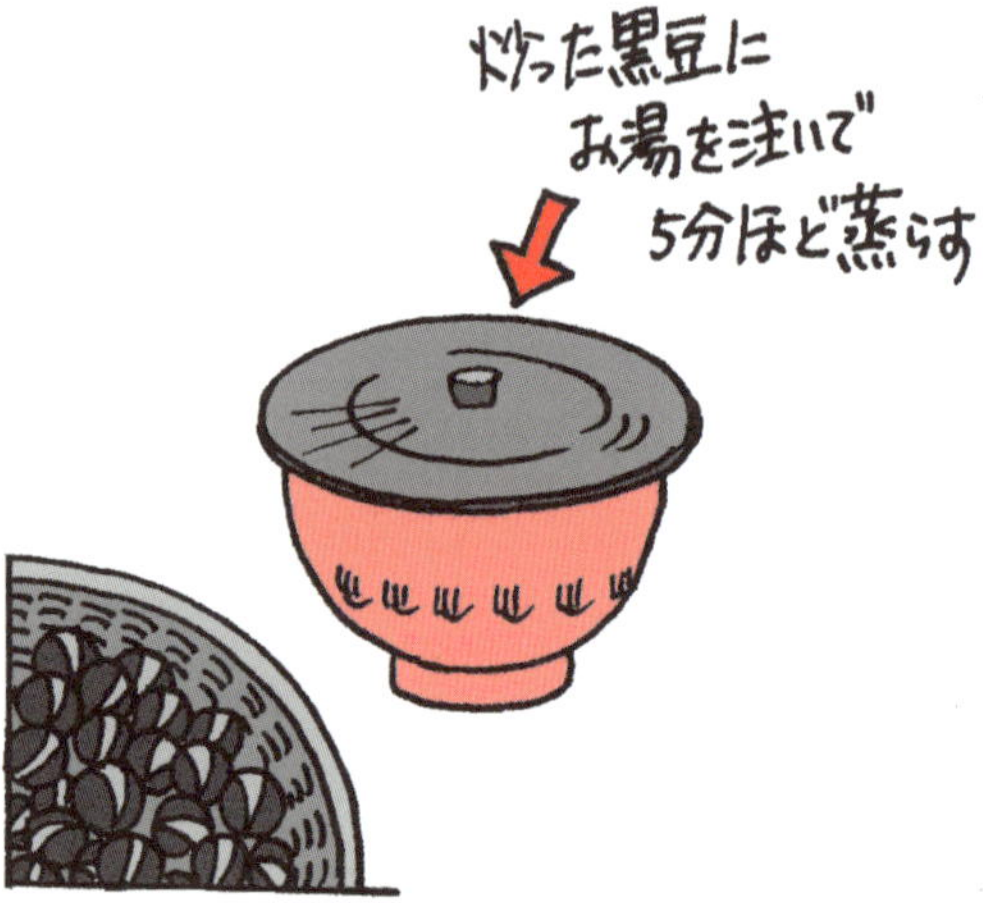

B
タイプ

Bタイプのポイント

- カラダに熱がこもり始めています。
- 辛いもの、肉、酒は控えましょう。
- 食べ過ぎないようにしましょう。
- 便秘、寝不足をしないようにしましょう。

C
タイプ

舌苔〝厚い〟〝白〟

「老廃物が胃腸に溜まり、疲れて働きが悪くなっています」

C

厚く白い苔は、胃腸の働きが弱って、余分なものがたくさん溜まった状態です。舌の色が赤い場合、カラダは熱を持ち、胃腸が冷えた状態で、夏場に冷たいものの取り過ぎでよく見る舌です。この場合、熱を冷ましながら、胃腸の働きを回復させなくてはなりません。

逆に舌の色が白い場合は、かなりカラダが冷えています。こちらは温めながら、胃腸の働きを回復させます。

苔が厚くなるのは、カラダが冷えていたり湿気が多過ぎると、胃腸がうまく働けず、消化・吸収ができなくなり、老廃物が溜まってしまうためです。冷たい食べ物が胃腸に溜まると、胃腸の血管が冷えて萎縮するため、血の流れが悪くなります。このとき、一緒に舌の血管も萎縮するため、舌の粘膜を守るために舌苔が厚くなるわけです。同じことは食べ過ぎでも起きるので注意しましょう。

C1 苔 厚い白苔 身 ピンク

胃腸が冷えて働きが弱くなってきています。暴飲暴食をした翌日に多い舌ですので、胃腸をゆっくり休ませてあげましょう。

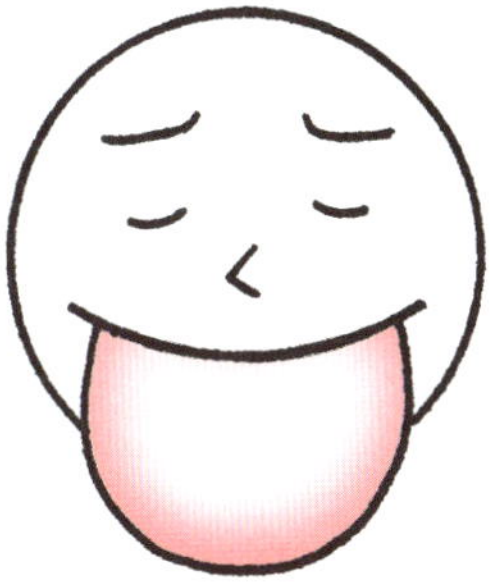

C2 苔 厚い白苔 身 赤

カラダは熱を持っているのですが、胃腸は冷えている状態です。夏バテのときに多い舌です。

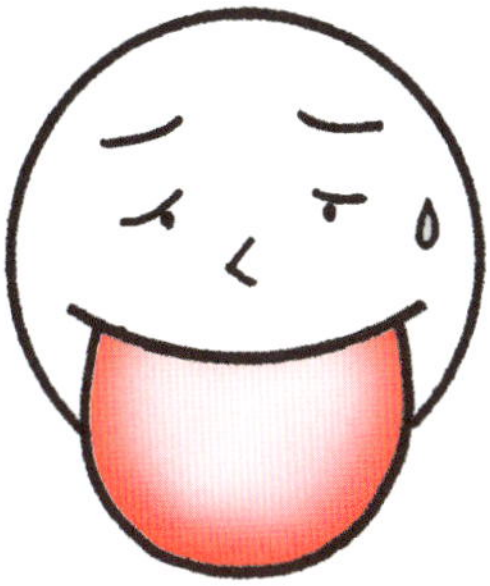

C3 苔 厚い白苔 身 白・青

カラダも胃腸もかなり冷えています。温めながら余分なものを出していきます。「元気になろう！」と無理に食べるのはNGです。

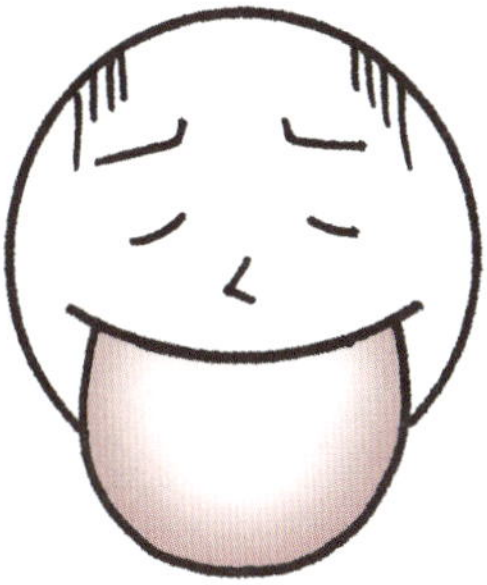

Cタイプのあなたにオススメの簡単薬膳

舌がピンクのC1のあなたには、
胃腸を温める

生姜ご飯

材料　米一合、生姜ひとかけら（親指一節大）、塩ひとつまみ

作り方
生姜を細い千切りにし、といだお米に塩を加えて一緒に炊けば完成です。

効果
生姜は漢方薬では〝しょうきょう〟と読み、胃腸を温め、余分な水を出してくれるため、多くの処方で配合されています。ご飯と一緒に炊くと、大切な煮汁がお米に吸収されるので、効率良くカラダに取り込むことができます。
辛みの少ない大きな生姜の場合は、好みで量を増やしてもかまいません。
また、食欲が落ちていたら、水を増やしてお粥にしても良いでしょう。

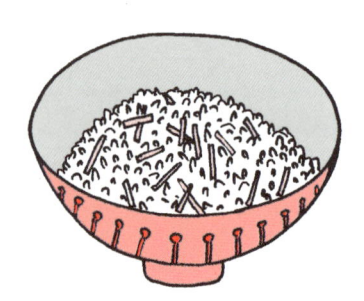

舌が赤いC2のあなたには、余分な水を出してスッキリ!

冬瓜《とうがん》と小豆のスープ

材料 水500cc、冬瓜2センチ角に切ったもの5~6個、小豆大さじ1、昆布、塩小さじ1/2

作り方

1 冬瓜は皮をむき、なかのワタを取って2センチ角に切ります。

2 水を入れた鍋に昆布を入れて中火にかけ、沸騰直前で取り出します。

3 切った冬瓜、小豆、塩を入れて、弱火~中火で40分から1時間くらい、小豆が柔らかくなるまで煮込んで完成です。

効果

冬瓜には利尿作用があり、とくに水太りの人に効果のある食材です。古来から「やせて体を軽くしたい人は冬瓜を食べ続けなさい、太りたい人は食べてはいけない」と言われるほどです。小豆との相乗効果により、熱を取り去り、余分なものを出す作用が強くなります。

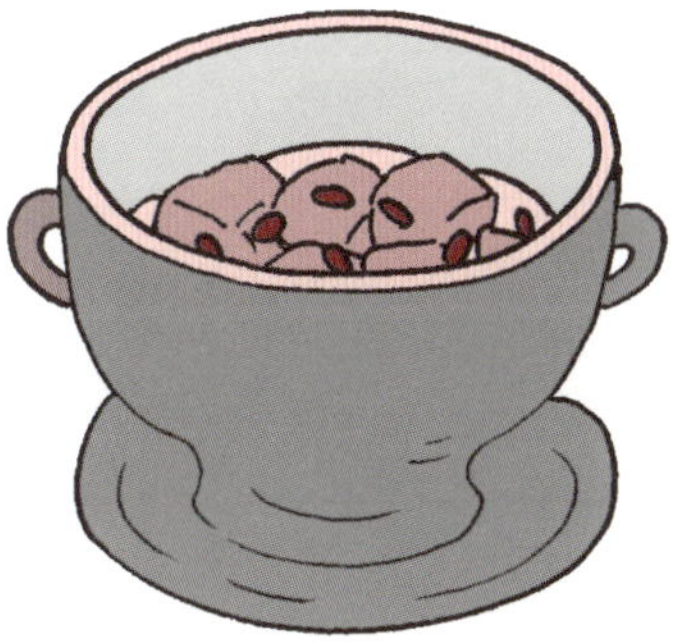

舌が白・青いC3のあなたには、冷えに効く

ねぎ味噌生姜

材料　味噌大さじ1、粉末だし、ねぎ10センチ、生姜ひとかけら

作り方

1　茶碗に味噌、生姜をすったもの（チューブ入りのものなら1センチくらい）、みじん切りのねぎ、粉末だしを入れます。

※ねぎは生に近い状態の方が、よくカラダが温まるようです。

2　熱湯を約200cc注ぎます。材料を茶碗に入れ、お湯を注ぐだけで出来ます。

効果

全ての材料が、カラダを温める作用が強く、温めながら胃腸の働きを回復させます。漢方ではねぎの白い部分は「葱白（そうはく）」と呼ばれ、カラダを温め発汗させるので、風邪の初期やのどの痛み、冷えによる腹痛などに使います。

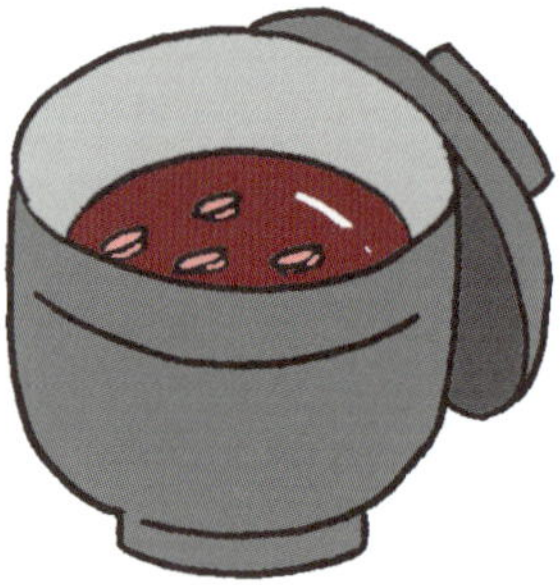

C
タイプ

Cタイプのポイント

- 胃腸が疲れてきちんと働いていません。
- 無理に食べるのはやめましょう。
- カラダを冷やさないように気をつけましょう。
- 水分のとり過ぎ（特に冷たいもの）はやめましょう。

D
タイプ

舌苔〝厚い〟〝黄〟

「老廃物が溜まってカラダが悲鳴をあげています」

胃腸が疲れて老廃物が溜まった状態です。

苔が厚い状態では食欲が落ちるのが普通ですが、ここで、「元気になろう！」と無理に食べるのはＮＧ！

このタイプの場合は、食べることよりも、出すことが重要です。ですから胃腸を休めるために減食したり、老廃物や不要な水をカラダから出してくれる、わかめ、昆布、寒天などの海草類や、緑豆、小豆、ハチミツ、生姜、苦瓜《にがうり》、冬瓜、筍などを食べると良いでしょう。

完全に水だけの断食は、きちんとした指導なしでは危ないですので、リンゴ断食などの半断食がオススメです。

D1 苔 厚い黄苔 身 ピンク

熱がこもって、胃腸の働きが衰え始めています。こもった熱を冷ましながら、余分な水を排出していかなくてはなりません。

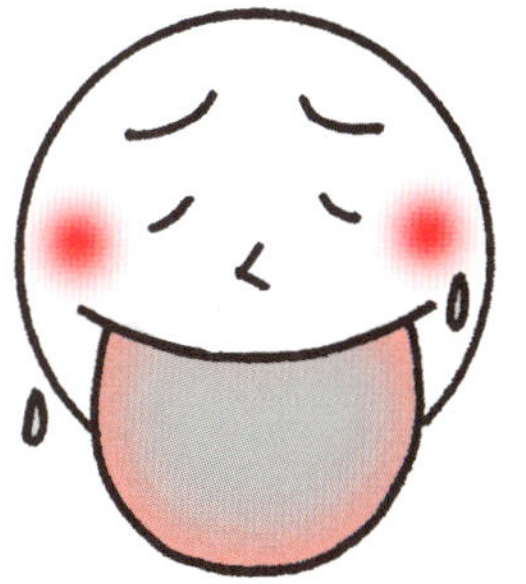

D2 苔 厚い黄苔 身 赤

カラダが熱を持ち、老廃物が溜まっています。きちんと胃腸が働いていないのに、熱で食欲が異常に出ることもあります。まずは胃腸をきれいにしましょう。

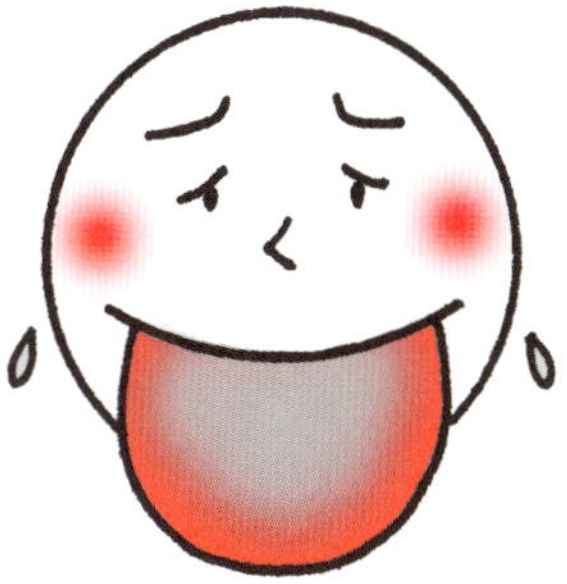

D3 苔 厚い黄苔 身 白・青

カラダが弱っていたり冷えているため、舌の血色も悪くなっています。温めながら胃腸の働きを高めていきましょう。

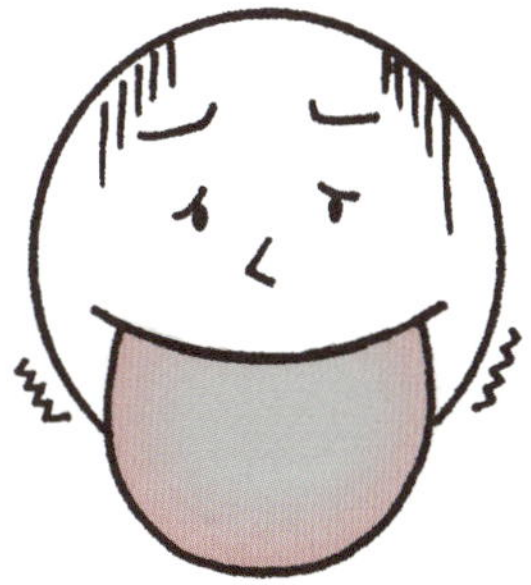

Dタイプのあなたにオススメの簡単薬膳

舌がピンクのD1のあなたには、デトックスにも効果がある

緑豆春雨

材料　もやし半袋、緑豆春雨（乾燥時で10グラムくらい）、鶏の手羽肉（または鶏ガラスープの素大さじ1）、昆布5センチほど、生姜スライス1〜2枚、塩小さじ1／2、黒こしょう少々、水200cc

作り方

1 鍋に昆布、生姜、水、鶏の手羽肉、春雨を入れて強火で火にかけます。

2 鍋が沸騰したら、もやしを入れます。

3 塩、黒こしょうを入れて、もやしが好みの柔らかさになったら出来上がりです。

※手羽肉の代わりに鰹節を使うと、あっさりと仕上がります。塩こしょうの代わりに味噌でもOKです。

効果

緑豆というと、耳慣れないかもしれませんが、「もやし」になる豆で、カラダにこもった熱と水を排出してくれます。また解毒効果が強いとされています。

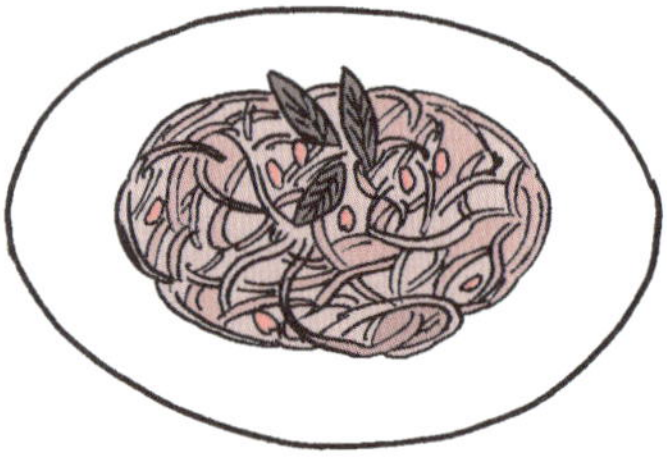

舌が赤いD2のあなたには、
胃の熱を冷ます

リンゴ断食

材料　リンゴ（品種はなんでもOKです）

作り方
ワックスのついていないものは、芯を取ってそのまま皮ごと食べます。オーブンで30〜40分焼いて、焼きリンゴにしたり、切ったものを水で煮て、温かくして食べてもOKです。

効果
1日だけ食事の代わりにリンゴを食べます。リンゴは何個食べてもOKです。飲み物は水、砂糖の入っていないお茶やハーブティーにしましょう。
このタイプには、胃腸が働いていないのに、熱のせいで食欲が高まっていることがよくあります。リンゴは、カラダのなかの老廃物など余分なものを出し、胃の熱を冷ます働きがあります。また食前にリンゴを半分食べることで、過剰な食欲を抑えることができます。
アーユルヴェーダでも、治療としてこのリンゴ断食を薦めています。

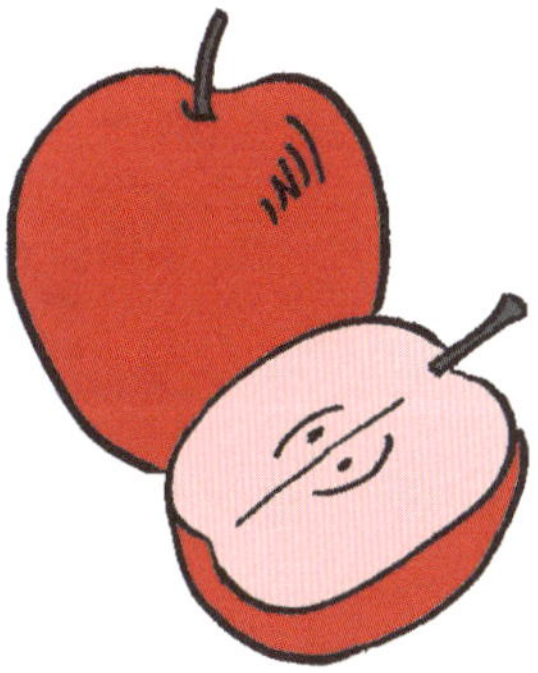

舌が白・青いD３のあなたには、便秘解消にも効果あり！

すまし汁

材料　水３合（５４０cc）、干し椎茸（10グラム）、昆布（10グラム）、醤油（10cc）、黒砂糖（30グラム）

作り方

1 鍋に水、干し椎茸、昆布を入れて沸騰させます。
2 だしが十分出たら、干し椎茸と昆布を取り出します。
3 醤油と黒砂糖を入れて出来上がり。

効果

これを食事の代わりに、昼と夜に３合ずつ飲みます。昆布には食物繊維が多く含まれ、カラダから余分なものを出す作用があります。このすまし汁を飲むと、腸の働きが良くなり、便秘が解消されやすくなります。

黒砂糖を入れず、お料理のだし汁として使用してもＯＫです。

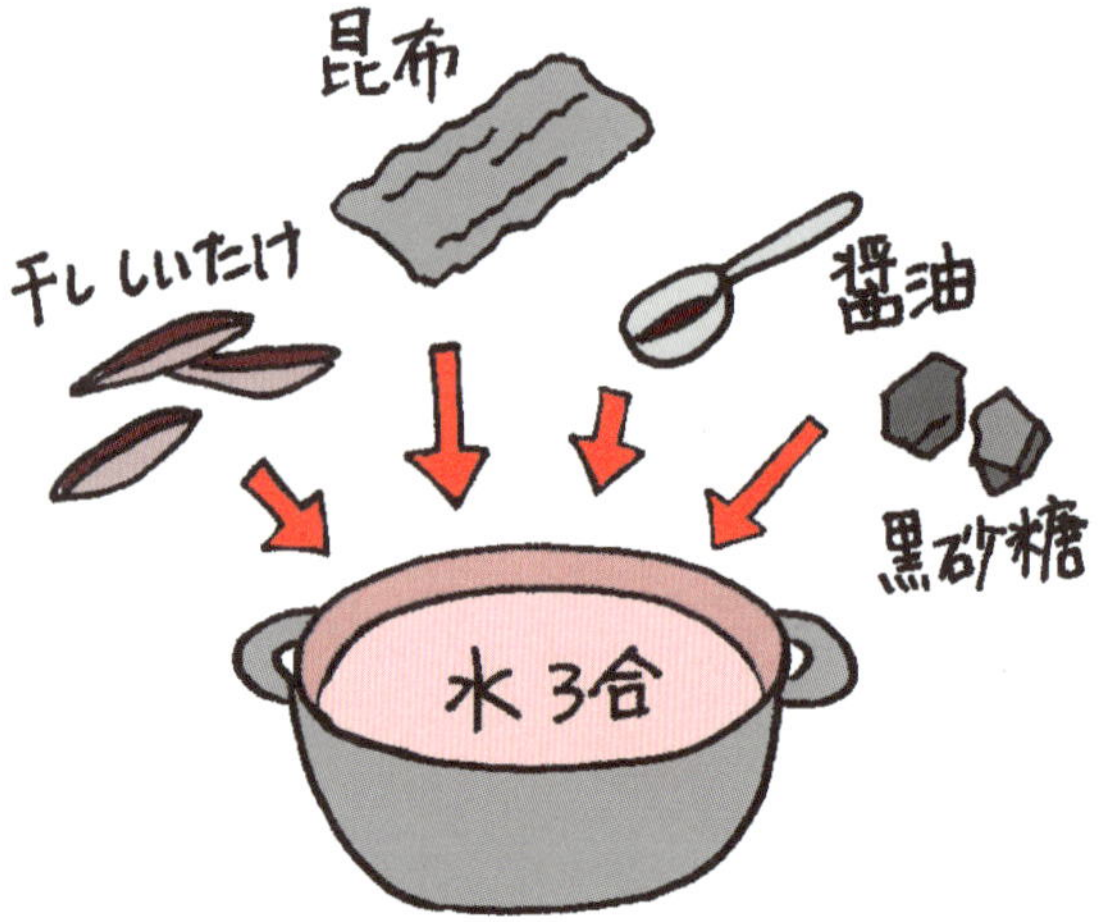

D
タイプ

Dタイプのポイント

- カラダに老廃物が溜まっていることを自覚しましょう。
- 便秘がちの場合は、レシピを利用して改善しましょう。
- 肉、酒、揚げ物、乳製品などは控えましょう。
- 舌苔のケアをして、味付けが濃くならないようにしましょう。

Eタイプ

舌苔〝なし〟〝まだら〟

「かなりカラダが弱っています」

E

ところどころ苔が剥がれて、まだらになった状態の舌は〝地図舌〟と呼ばれ、カラダに血や水が足りていない状態です

胃腸の粘膜も剥がれて、炎症を起こして荒れた状態が疑われます。

この地図舌は、一気に体力を消耗したときにも現れます。実際にフルマラソンを走った後にいらした患者さんの舌が、一時的に地図舌になっていたことがありました。地図舌は、喘息やアレルギー疾患を持つ子供にもよく現れます。

また苔がすべて剥がれ落ちて、鏡のように光る舌は〝鏡面舌《きょうめんぜつ》〟と呼ばれます。これは胃の働きが極端に衰えた結果、舌粘膜が薄くなり、苔がまったく出てこない、気・血・水の全てが不足した状態です。

このタイプは体力を消耗して、胃腸の働きも弱っているので、消化吸収の良いお粥やスープがオススメです。

E1 苔 なし・まだら 身 ピンク

血も水も枯れてきて、苔が生えることもできない状態です。まずはかなりカラダが弱っていることを自覚して、体力を回復していきましょう。

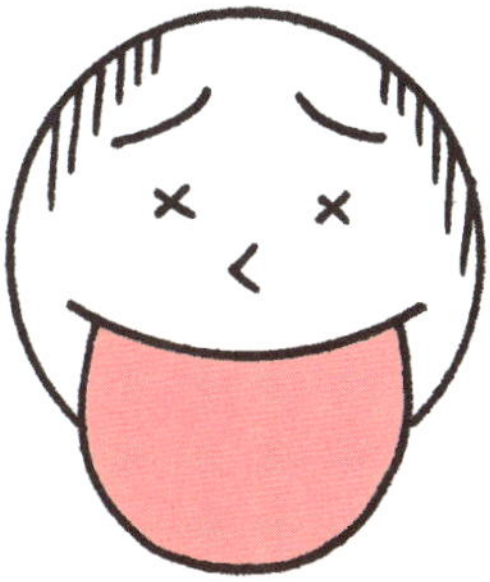

E2 苔 なし・まだら 身 赤

カラダのなかの水が、非常に不足しています。例えると「お鍋を空焚きしているような状態」です。体力も落ちているので、潤いのあるものから、少しずつ補充していきましょう。

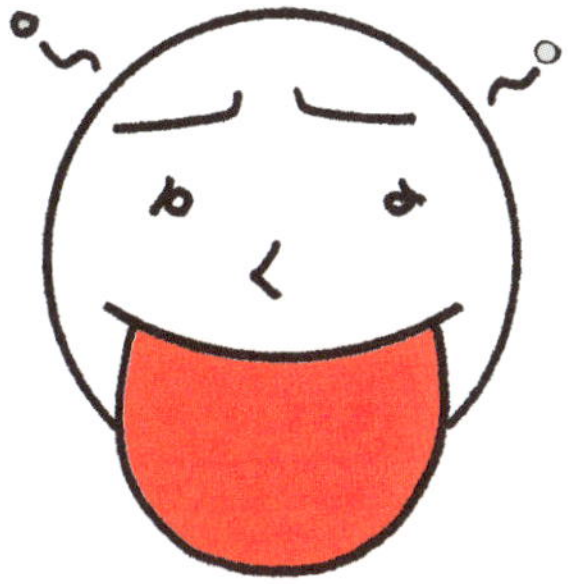

E3 苔 なし・まだら 身 白・青

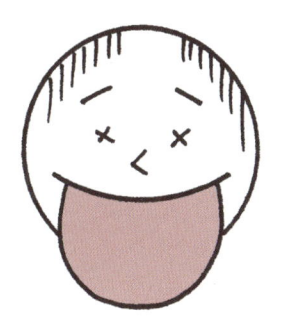

血が不足しています。そのため胃腸の働きも悪く、冷えが進んでいます。温めながら栄養を補充していきます。

Eタイプのあなたにオススメの簡単薬膳

舌がピンクのE1のあなたには、
五臓の働きを良くする

芋粥

材料　ご飯（茶碗半分）、ご飯が浸るくらいの水、塩（ひとつまみ）、サツマイモ1／4本

作り方

1 サツマイモを1センチ角の角切りにします。

2 鍋にご飯を入れて、ひたひたになるくらいの水とサツマイモ、塩を入れて火にかけます。

3 サツマイモが柔らかくなったら完成です。

※時間がない場合はレンジで2～3分でもOK。

効果

サツマイモには、ビタミンCをはじめ多くのビタミン、ミネラルが含まれています。カロリーも低めで肌にも良いので、女性の美容食としてもオススメです。また胃腸を丈夫にして五臓の働きを良くします。

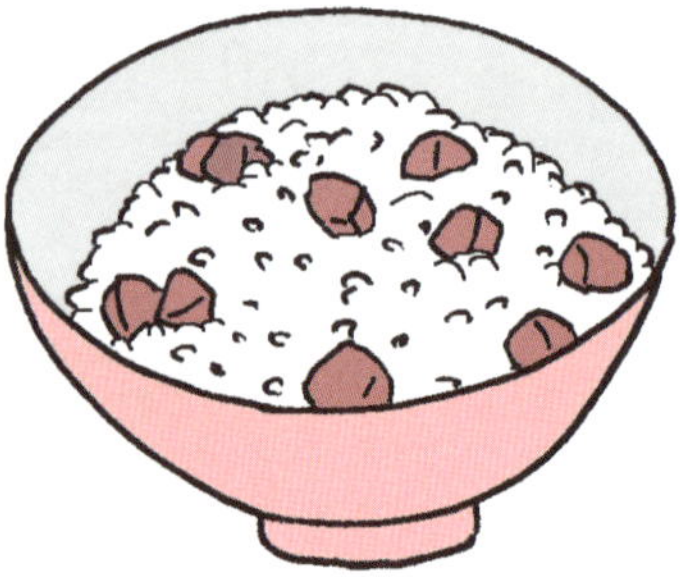

E

舌が赤いE2のあなたには、
栄養を補ってくれる

玄米クリーム

材料　玄米粉70グラム（市販のもの、または玄米をミルサーで粉末にしたもの）、塩4グラム、水400cc

作り方

1 厚手の鍋に材料を入れ1〜2時間浸します。
2 中火で5分混ぜながら加熱します。
3 火を止めて30分以上蒸らします。
4 再び弱火で5分間混ぜ、ツヤととろみがでたら完成！

効果

玄米は漢方では、「粳米《こうべい》」という生薬とされています。栄養を補ってカラダを潤してくれるので、元気をつける処方に配合されます。優れた栄養を持つ玄米ですが、かなりよく噛まないと消化できません。ですからクリーム状にして、よく噛んで食べると、効率良く吸収できます。

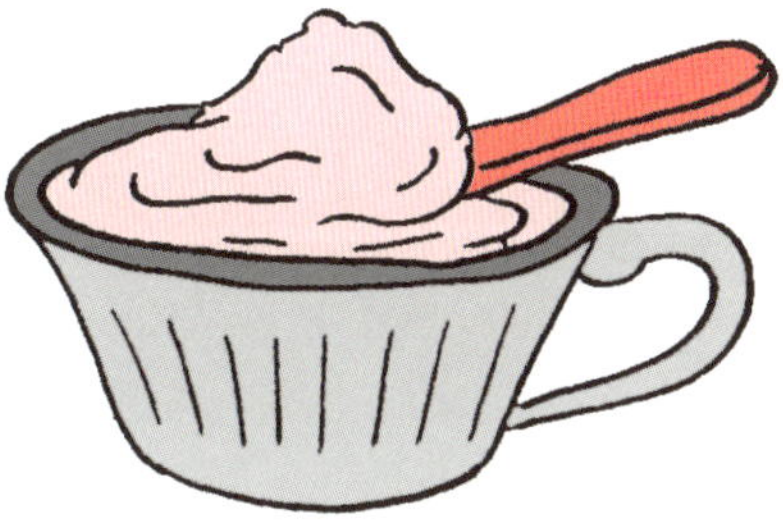

舌が白・青いE3のあなたには、
咳、便秘、頭痛にも効果あり！

松の実お粥

材料　炊いた米70～80グラム（茶碗半分）、松の実20～30グラム（手の平に広げて載るくらい）、水3カップ、塩少々

作り方

1 炊いた飯に水を加えて1時間くらい浸します（時間がなければ省略してもOK）。

2 松の実を鍋に入れて、スプーンの背を押しつけて軽く砕くか、すり鉢ですりつぶします。

3 2の入った鍋に1を入れ、水が半量くらいになるまで40分～1時間弱火で煮詰め、最後に好みの量の塩で味を整えて完成です。

効果

松の実は漢方の生薬名を海松子《かいしょうし》、松子仁《しょうしじん》と言います。

中国では古来より「常食すると仙人になれる」と言われた食材で、良質の脂質を多く含み、少量で多くの栄養素を含んでいます。

気や血を補い、咳、便秘、頭痛などを改善し、肌を美しくするなど多くの効果があります。

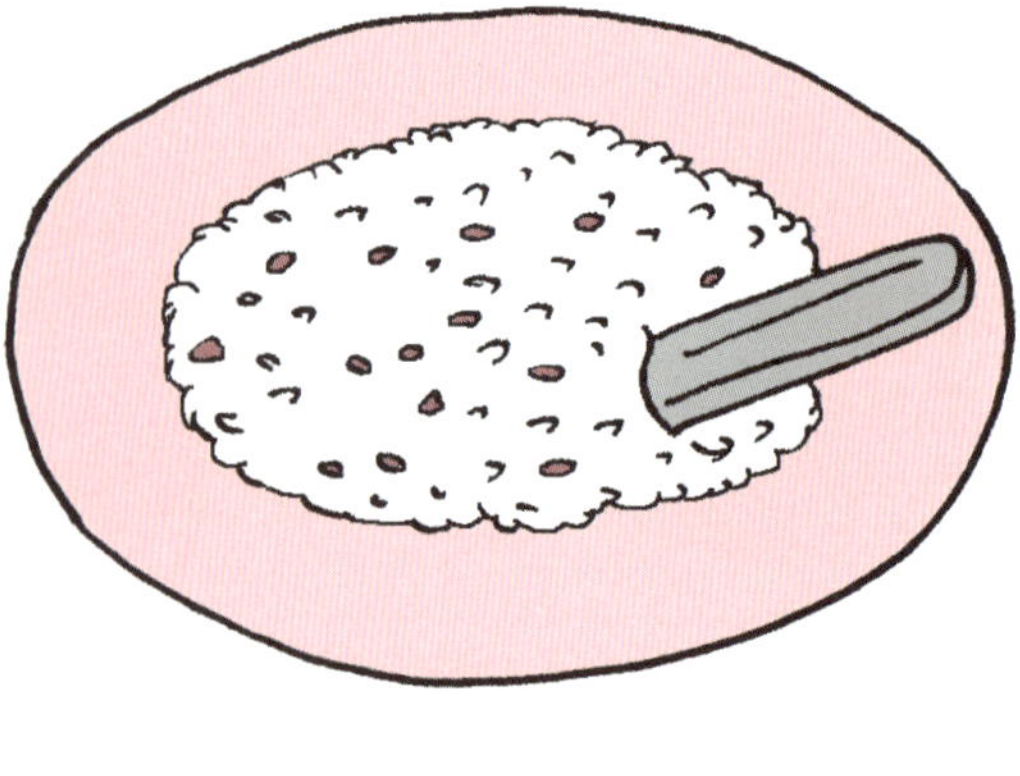

E

E
タイプ

Eタイプのポイント

- かなりカラダが弱っています。
- アレルギー体質のことも多いです。
- 消化の良い、温かいものを少しずつ食べましょう。

Fタイプ

舌苔〝薄い・厚い〟〝黒〟

「かなり症状が進んでいる可能性があります！」

舌が黒いのは、なんらかの病気が進行している可能性が大ですので、一度病院で検査を受けることをオススメします。

黒苔ができる原因は、カラダが弱り、口内の細菌バランスが崩れたためです。伸びた糸状乳頭に、老廃物や細菌が溜まり、硫化水素が生じたところに、ヘモグロビンや微生物が結びついて硫化鉄となり、舌が黒くなります。

通常は重い病状とみなされる黒苔ですが、抗生物質やステロイド剤の服用で舌苔が黒くなることもあります。この場合は、抗生物質を飲むのをやめたり、体調が回復すれば自然に治ってきますので、特に問題はありません。

また、稀にもともと黒苔の方もいます。この場合は持って生まれた体質ですので、問題ありません。色以外の舌苔の厚さ、舌身の色を参考に、他のタイプを参照してください。舌のカタチやその他のタイプに関しては、そのまま見て頂いて大丈夫です。

F 苔 黒

黒い苔は、病状が進行して深刻な状態を表しています。白いパンが焼くと黄色くなり、最後に焦げると真っ黒になるのと同じ！ 最終段階であることを意味します。

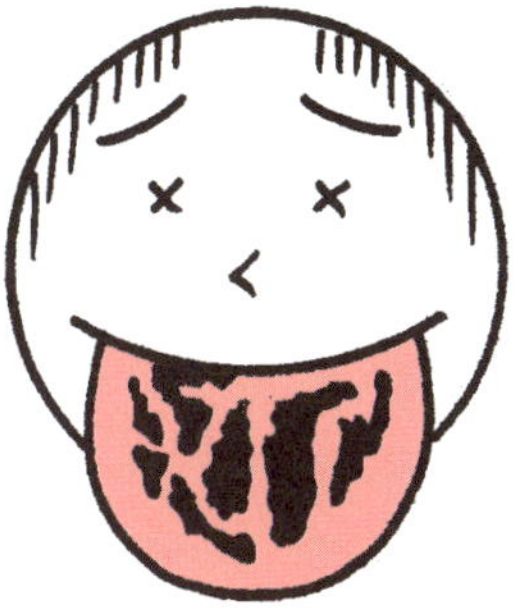

F
タイプ

Fタイプのポイント

- 病気が進行している可能性があります。
- 病院で検査を受けましょう。
- もともと黒苔の体質の場合は、心配ありません。

舌のカタチで分かるカラダの水分量

いかがですか？　舌は上手に見られたでしょうか？

毎日見続けているうちに、段々と気がつくことが増えてきますので、焦らず気軽に続けて頂ければと思います。

さて、実際に舌診をしてみて、舌に歯型や溝があることに気がついた方もいらっしゃるのではないでしょうか？　実はこれも舌診の大事なポイントです。

ここまで見てきたように、舌の苔や色は、内臓やカラダの熱の状態を教えてくれますが、舌のカタチからはカラダのなかにある水の量が分かるんです。

ご存じの方もいらっしゃると思いますが、私たちのカラダの60パーセントは、水分でできています。60パーセントというのは大人の場合で、生まれたばかりの赤ちゃんでは80パーセントと言いますから、ほとんど水のかたまりという感じですよね。それだけ水は重要なわけです。

ただ、だからといって水が多過ぎても問題で、あまりに多い水は内臓の働きを弱めてしまい、病気の原因になります。

漢方ではこれを水毒《すいどく》と言います。

カラダのなかが水びたしの状態「水毒」

水毒とはカラダのなかが水びたしになった状態です。漢方では、胃腸の働きを畑の土に例えて考えます。ちょうど土のなかの微生物が、枯れ葉などを分解して土に戻す働きが、食べた飲食物を消化して、カラダに必要な栄養素に変える働きに似ていると考えたのでしょう。

ではこの畑に、必要以上の水を注いだらどうなるでしょう？　土はグチャグチャにぬかるんでしまい、作物を育てることができなくなってしまいますね。

同じように、胃腸もあまりに水が多過ぎると、消化・吸収ができなくなるのです。

このとき行き場がなくなった水が原因で、

頭痛、めまい、むくみ、冷え、うつ症状……

などの多くの症状が起きるために、水が多過ぎでカラダの毒になっている状態を、「水毒」と呼ぶわけです。

それでは、舌にどんなカタチが現れ、そこにどんな意味があるのかと、効果のある薬膳を紹介していきましょう。

水の多過ぎで現れる「歯痕《しこん》」

まず見るところは、舌の縁です。

縁に歯で噛んだようなデコボコがあれば、それが「歯痕」です。

これで分かるのはカラダの水気です。

水気が多くて膨らんだ舌が歯に当たるため、舌に歯形がついてしまうのです。

原因は水分のとり過ぎで胃腸に水気が多いのに、うまくカラダから出せないためです。食べ過ぎや飲み過ぎの翌日に出ることも多いですね。

むくみや冷えの原因にもなりますから、心当たりの人は要注意です。

また花粉症や喘息、アトピー性皮膚炎の患者さんにも多い舌で、養生としては食事を減らして胃腸を休ませ、余分な水分をカラダの外へ出すことが大事です。

普段、大きなマグカップで飲み物を飲んでいる人は、カップを小さくしたり、外食のときに、「氷を入れないでください」とオーダーする習慣をつけると良いでしょう。

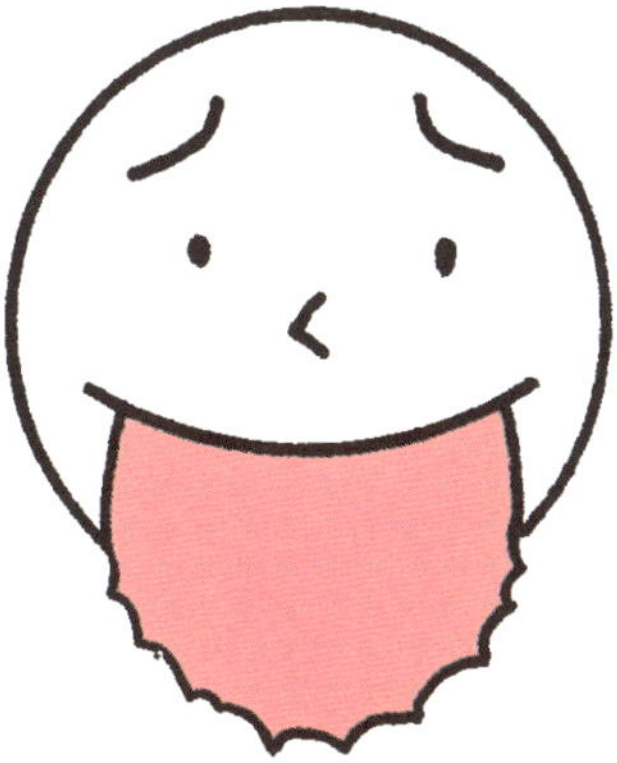

歯痕

舌の縁に歯の痕がついているのが特徴。むくみ・めまい・頭痛・冷え・重だるさ・うつ・下痢など様々な症状を引き起こします。また、花粉症や喘息、アトピー性皮膚炎で薄い分泌物が多い患者さんに多い舌です。

ここに注意！

- 水分をとり過ぎない（のどが渇いたときに飲む）。
- 一気飲みをせず、30分に一口。
- 食後3時間は水分をとらない。
- 食事をしながら水やお茶を飲み過ぎない。
- 甘いものや果物を控える。
- 冷たいものを控える。

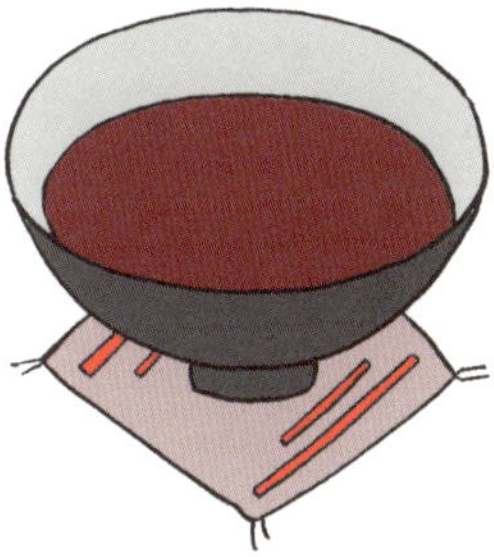

歯痕に効く《小豆汁》

材料（2～3杯分）
小豆大さじ4、水900cc
作り方　①豆はさっと洗ってから水と一緒に鍋に入れて火にかけ、約30分、水が半量になるまで煮る。
②豆を除いて出来上がり。
効果　小豆汁には強い利尿作用があります。むくみを取り、ダイエットにも効果があります！

水不足で舌が砂漠化!?「裂紋舌《れつもんぜつ》」

舌にヒビが入っている場合も要チェック。

こちらは「**裂紋舌**」といい、歯痕とは逆にカラダに水が足りず、舌が砂漠のように干上がってしまっている状態です。この場合は、カラダに熱がこもって炎症しているとが考えられます。カラダに水が足りないと、炎症性や乾燥性の皮膚炎や、空咳、動悸、手足の火照り、寝汗などが出やすくなります。

特に裂紋舌がある人は脱水しやすい傾向もあるので、夏場の熱中症は特に注意が必要！　暑い日にはこまめに水分をとるように注意しましょう。

また、この裂紋舌と先ほどの歯痕が一緒に出ることもあります。

「水が多過ぎの舌痕と、少な過ぎの裂紋舌が一緒に出るって、おかしくない？」

と思われる方もいらっしゃるでしょうが、実は、

カラダに水は多いのに、必要な場所に水が足りていない。

ということがあるんです。

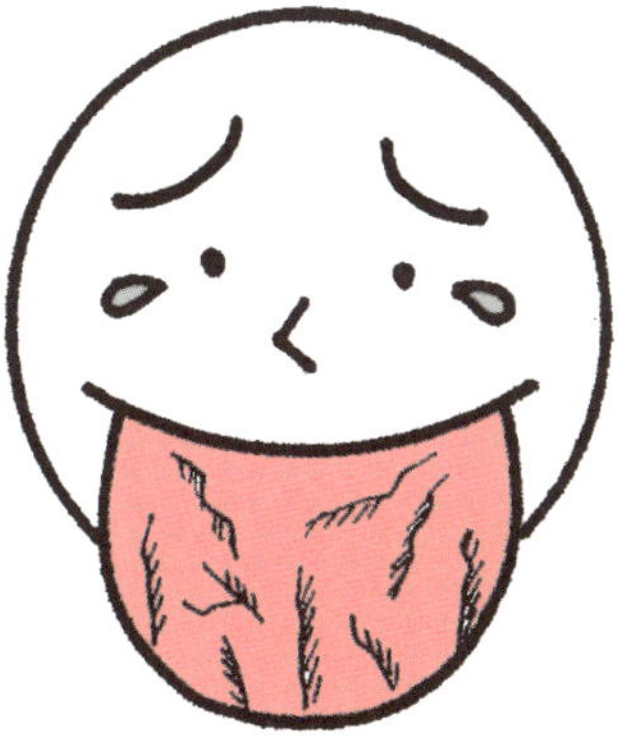

裂紋舌

舌にヒビ割れのような溝が入っているのが特徴。胃潰瘍などの炎症性の病気や、乾燥性の皮膚病などにかかりやすくなります。脱水や熱中症にならないように、夏場は経口補水液を持ち歩き、少しずつ飲むとよいでしょう。

ここに注意！

● サウナや岩盤浴、激しい運動（適度な運動ならOKです）、辛い＆味の濃い食べ物、お酒、睡眠不足＆過剰な性行為。
またパン食の人はお米を食べることが重要です。

裂紋舌予防に《経口補水液》

材料　水1ℓ、塩小さじ半分、砂糖大さじ4.5

作り方　①材料を計って用意する。②空いたペットボトルなどに材料を全部入れてよく混ぜる。レモンやグレープフルーツの果汁を混ぜてもOK。

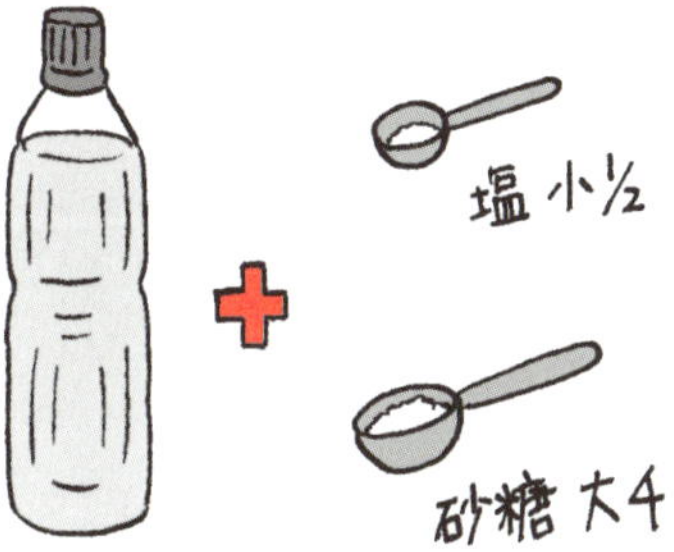

30分に一口をめやすに、少しずつゆっくり飲む。この経口補水液は、「飲む点滴」とも言われ、発展途上国では治療に使われています。また下痢や嘔吐でカラダから水が急激に失われたときや、夏の外出時、高齢者は脱水しやすいので飲むと良いでしょう。作れない場合は、塩アメや梅干しなど塩分の入ったものをとりながら水を飲んでください。

先ほどの水毒のところでも説明しましたが、水が多過ぎると胃腸が弱ってしまいます。この状態で脱水症状になると、胃腸が働けず必要なところに水を送ることができないため、カラダは急場をしのぐために、他の部分から水を調達するため水不足が起きるのです。

これが、水が多過ぎで、歯痕と裂紋舌が一緒に現れる理由です。

この二つが現れるのは、ある程度カラダに無理が利く男性に多いようです。寝不足のまま忙しく働き、疲れているのに付き合いなどの食べ過ぎや飲み過ぎで胃腸を弱めてしまい、水毒の状態になっているのに、そのまま働き続けて水が足りなくなってしまうからです。

歯痕と裂紋舌が出ていて心当たりのある方は、大きな病気になる前に生活を見直しましょう。

また、一度深い裂紋ができると、元気になってもそのまま残ってしまったり、先天的に裂紋があるケースもあります。そうした場合は、普段の溝の深さをチェックして、深くなったら注意しましょう。

歯痕も裂紋もない方は、カラダのなかの水分が適量な証拠！　いまの水分量をキープするように心がけましょう。

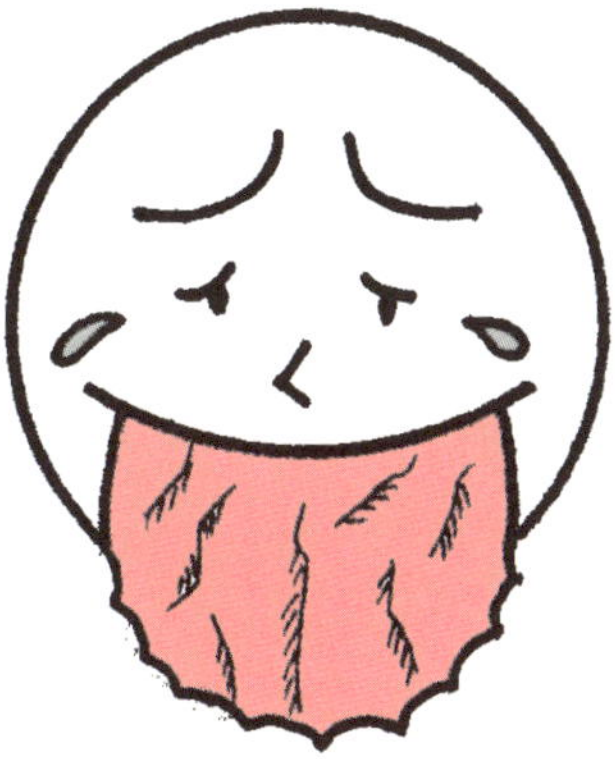

歯痕＆裂紋舌

舌の縁には歯痕があり、舌の中央を中心に裂紋がある。

ここに注意！

● 気をつけることは、歯痕と裂紋舌と同じです。

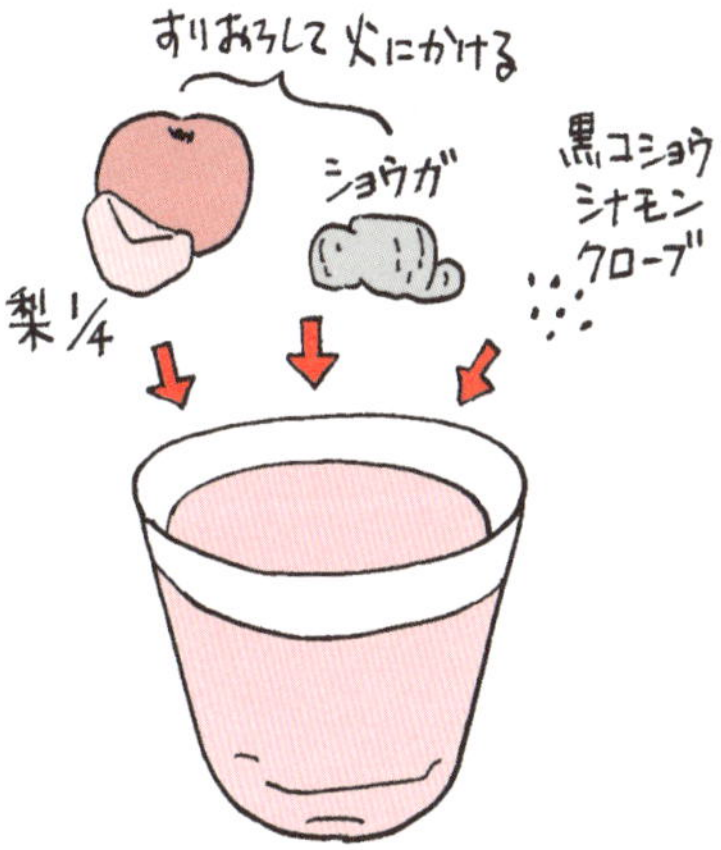
すりおろして火にかける
ショウガ
黒コショウ
シナモン
クローブ
梨1/4

歯痕＆裂紋舌には《梨のジュース》

材料　梨1／4個、シナモン、クローブ、黒こしょう、生姜親指一節大

作り方　①梨をミキサーかすり下ろし器で細かくして、生姜を入れて火にかける。②煮立ったら火を止めて、黒こしょう·シナモン·クローブを好みの量ふりかけ完成。

梨はカラダを潤す作用が強く、漢方では脱水後の処方として使われるほどです。冷やして食べるとクールダウンに、加熱して食べると温めながらカラダを潤します。胃の働きが悪く、歯痕があるこのタイプでは、温めてスパイスを加えたジュースやコンポートがおススメです。

その他のタイプ

ここではチャートには含まなかった、様々なタイプの舌をご紹介していきます。舌をチェックするなかで参考にして頂ければと思います。

イチゴ舌

可愛らしい名前ですが、実は重い病気の兆候なのがこのイチゴ舌です。なかでも子供がかかりやすい病気の一つ、溶連菌感染症《ようれんきんかんせんしょう》でよく見られます。この溶連菌感染が引き起こす猩紅熱《しょうこうねつ》は、以前は恐ろしい病気とされ、平成10年までは隔離が必要な法定伝染病にも指定されていました。幸いなことに、いまでは抗生物質で簡単に治療できるようになりましたが、受診が遅れてこじれるとリウマチ熱や急性腎炎などを起こし、その後心臓の病気になったり、長期の入院が必要になることもあります。

溶連菌感染症の初期の段階は、風邪に似ているため受診が遅れることが多いので、

「風邪かな?」

と思ったときには念のためお子さんの舌を見て、イチゴ舌が疑われたら早めの受

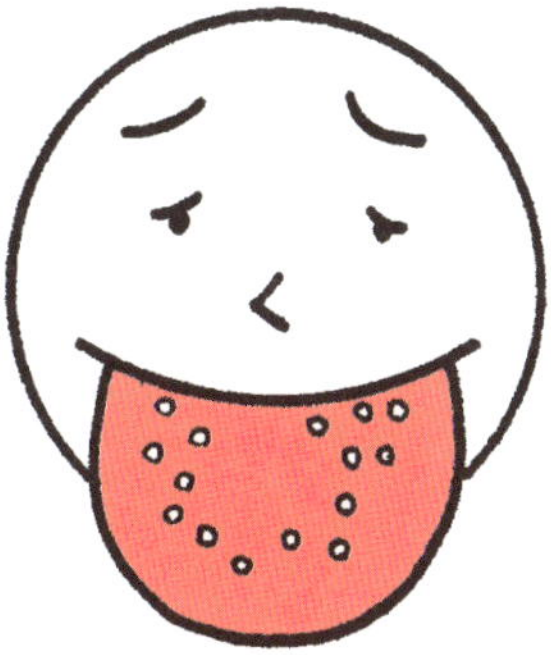

点刺

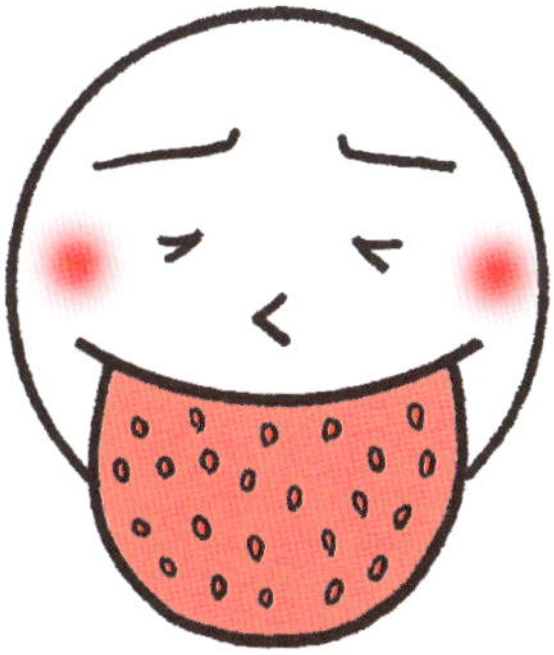

イチゴ舌

診をオススメします。また、

・手足のむくみ
・目の充血
・5日以上続く高熱

といった症状が加わる場合、川崎病の可能性があるので、すぐに病院に連れて行きましょう。

点刺《てんし》

舌の表面にブツブツがあるのが点刺です。子供の場合は熱があることが多いのですが、大人の場合は、熱がないこともあり、睡眠不足や辛いものの食べ過ぎなどで、内臓に熱がこもっている場合にも見られることがあります。

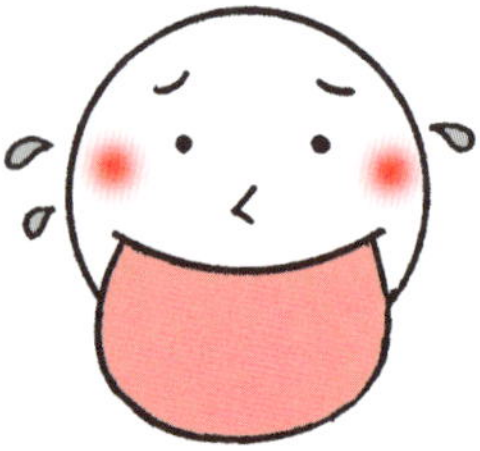

太った舌

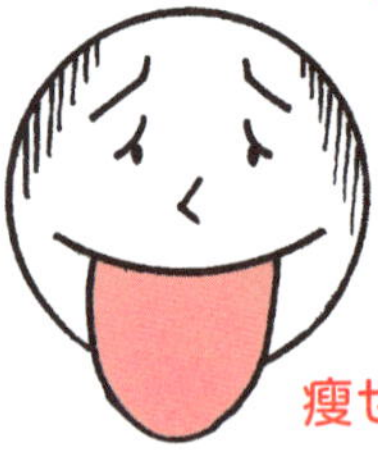

痩せた舌

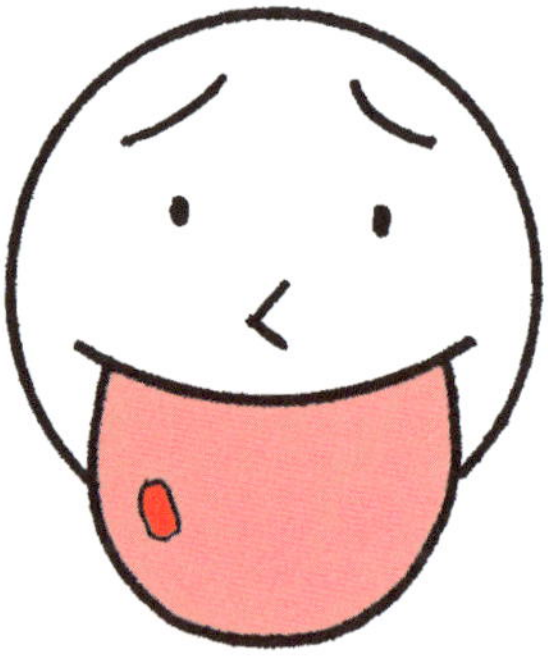

血腫

血腫《けっしゅ》

舌の上に血豆のようなものがあったら、それが血腫です。舌の縁の部分にできることが多いです。

血行が悪い状態のときに現れ、女性の場合は月経の前に一時的にできることもあります。また寝ている間に舌を噛んで、できることもあるので、一週間程度で自然に消えれば気にしなくてOKです。ただ舌癌の場合は自然退縮はないので、なかなか消えない場合は、耳鼻咽喉科や、口腔外科などに相談しましょう。

太った舌、痩せた舌

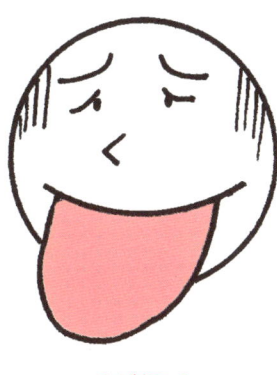

舌が傾く

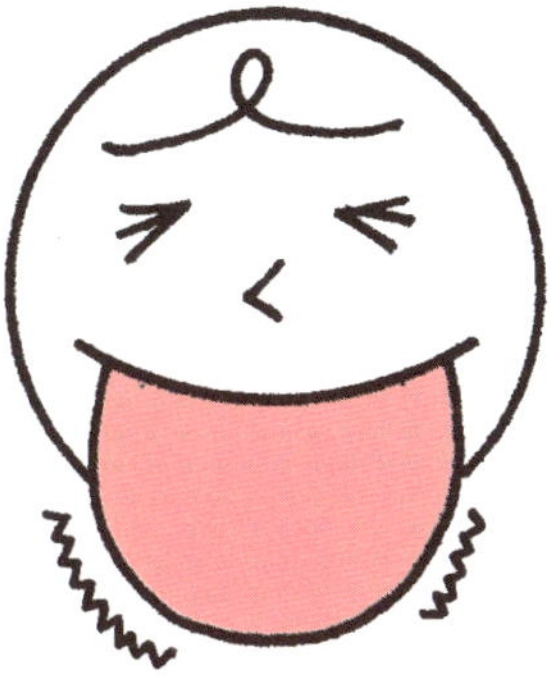

舌が震える

カラダと同じように舌にも太った舌（胖大《はんだい》）・痩せている舌（痩薄《そうはく》）があります。

太った舌は水が多過ぎて滞った状態、痩せた舌は水や血が足りない状態です。

舌の大きさは、カラダの大きさに比例しますが、口からはみ出るような大きさの場合は注意が必要です。

舌の動きなど

舌が震えるのは、緊張しやすい人に多いのですが、漢方では、ストレスや肝に負担がかかりやすい体質だと判断します。

出した舌が左右のどちらかに傾いたり、ろれつがまわらず話しにくさを感じた場合は、脳血管障害の可能性がありますので、すぐに専門医の診察を受けてください。

column 02 舌にまつわる言葉

舌に関する諺はたくさんあります。その多くは“口は禍の元”の意味に通じるような、失言を戒めるものが多いようです。舌はカラダの入り口であると同時に、言葉を出すところですので、人柄が現れる大事なところ。ケアも大事ですが、使い方にも注意しましょう！

駟不及舌《しふきゅうぜつ》（駟《し》も舌に及ばず）……『論語』に出てくる四字熟語です。駟とは四頭立ての馬車のことで、一回舌の先から出た失言は、どんなに足の速いものでも追いつくことができない、つまり取り返しがつかないという意味です。

舌の剣は命を断つ……舌は剣のように鋭利な武器であり、中傷を受けて身を滅ぼす人がいるかと思えば、不注意な発言が命取りになることもあります。舌（ことば）は慎重に使うべきだという戒めです。

大舌相《だいぜつそう》……舌は柔らかく大きく、出せば顔全体を覆うほどであるという、ブッダの姿の特徴のうちの一つで、嘘偽りがない相と言われています。

歯亡舌存《しぼうぜっそん》……歯は強くて堅いが、やがて抜け落ちてしまう。しかし柔らかい舌は、変わりなく働くことから、柔軟性を持つものの方が長く存続するという譬えとして使われます。「柔よく剛を制す」「柳に雪折れなし」なども同じですね。

酒入舌出《しゅにゅうぜつしゅつ》……「酒入れば舌出ず」とも言います。酒を飲んで酔うと多弁になり、言ってはいけないことを言う。「身を誤るもとだから、ほどほどにしなさい」ということ。

3章　平地式・ツボ押し舌体操で健康になろう！

舌の体操で口のなかのツボを刺激

ここまで舌から自分のカラダを見る方法や、症状に合った漢方の食養を紹介してきました。

これだけでも十分効果があるのですが、折角、舌を見るんですから、それだけじゃもったいないですよね？

そこでこの章では、さらに健康に近づくために、舌を使った体操を紹介していきます。

舌の構造で説明したように、舌は筋肉のかたまりですから、これを動かすだけで顔の筋肉の刺激になり、小顔体操になるのはもちろん、アンチエイジングにもなるんです！

ここでは、舌体操と漢方の経絡・ツボをミックスした、

平地式・ツボ押し舌体操

をご紹介したいと思います。

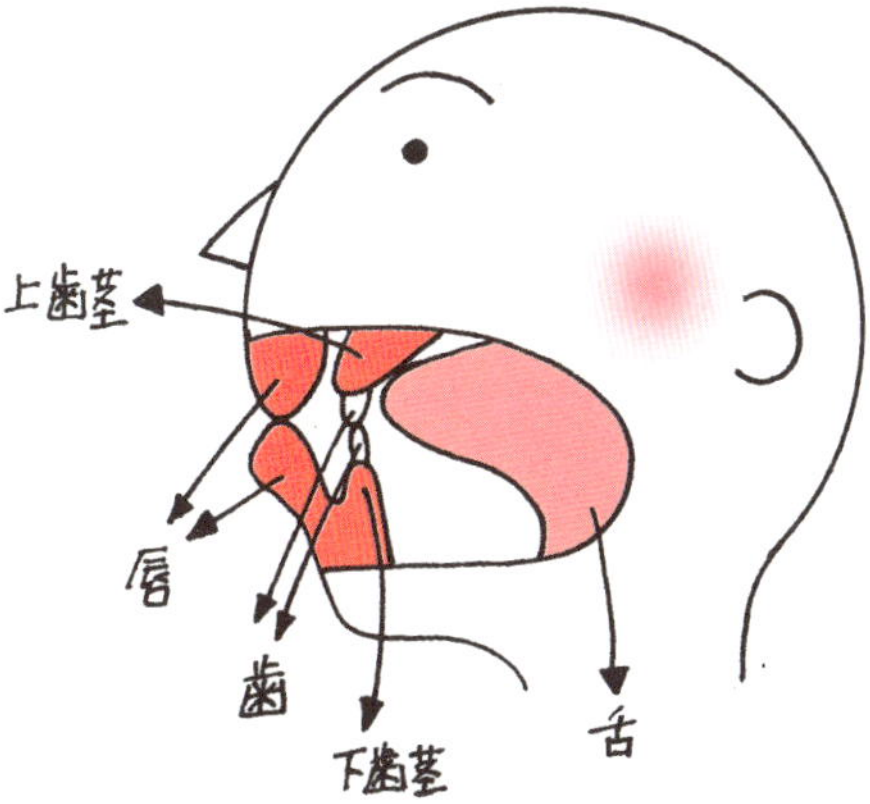

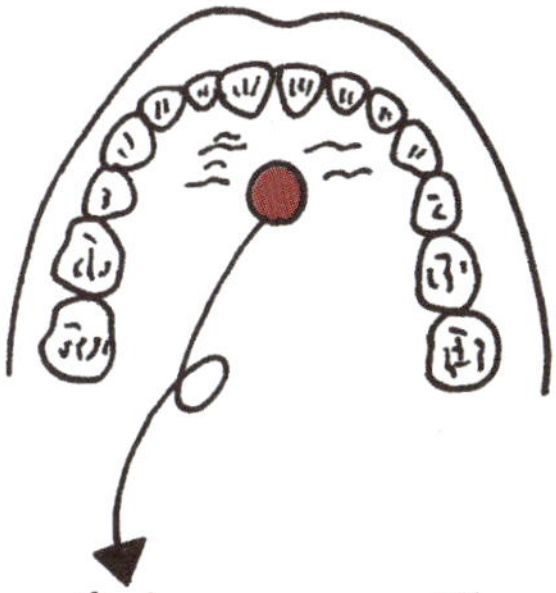

正しい舌の位置を知るのが、健康への第一歩！

正しい舌の位置はここ！

舌体操を始める前に、まずは舌の正しい位置を知っておきましょう。

「え！ 舌に正しい位置なんてあるの？」

と驚かれる方も多いでしょうが、これがあるんです！

舌の正しい位置は、**舌の先を上あごにつけたところ**です。

実際に試してみると、呼吸が楽で口元が締まる感じがありませんか？

よく分からない人は、鼻をつまんで口を

開けてみましょう。

その状態で呼吸ができなければ、舌は正しい位置にあります。

もし呼吸ができたら、それは舌が口のなかで落ちている低位舌の状態です。

もともとの癖や舌の筋肉が衰えて、舌がのどの奥に落ちてしまい、この位置に舌があると口呼吸になりやすく、呼吸が浅くなるのはもちろん、いびきや不眠、二重あご、口臭など様々な問題の原因になります。

舌の位置が正しいと鼻呼吸になる

間違った舌の位置は、健康、美容と色々なトラブルの原因ですが、一番の問題は呼吸です。

先ほど鼻をつまんだ方はお分かりでしょうが、正しい位置に舌が置かれると、自然に鼻で呼吸をする、鼻呼吸になります。

普段はあまり意識はしていませんが、口で息を出し入れする口呼吸と鼻呼吸では、入ってくる空気が全然違います。

鼻呼吸では、鼻から入った空気は、鼻の穴（鼻腔）を通ることで、ほこりが取り

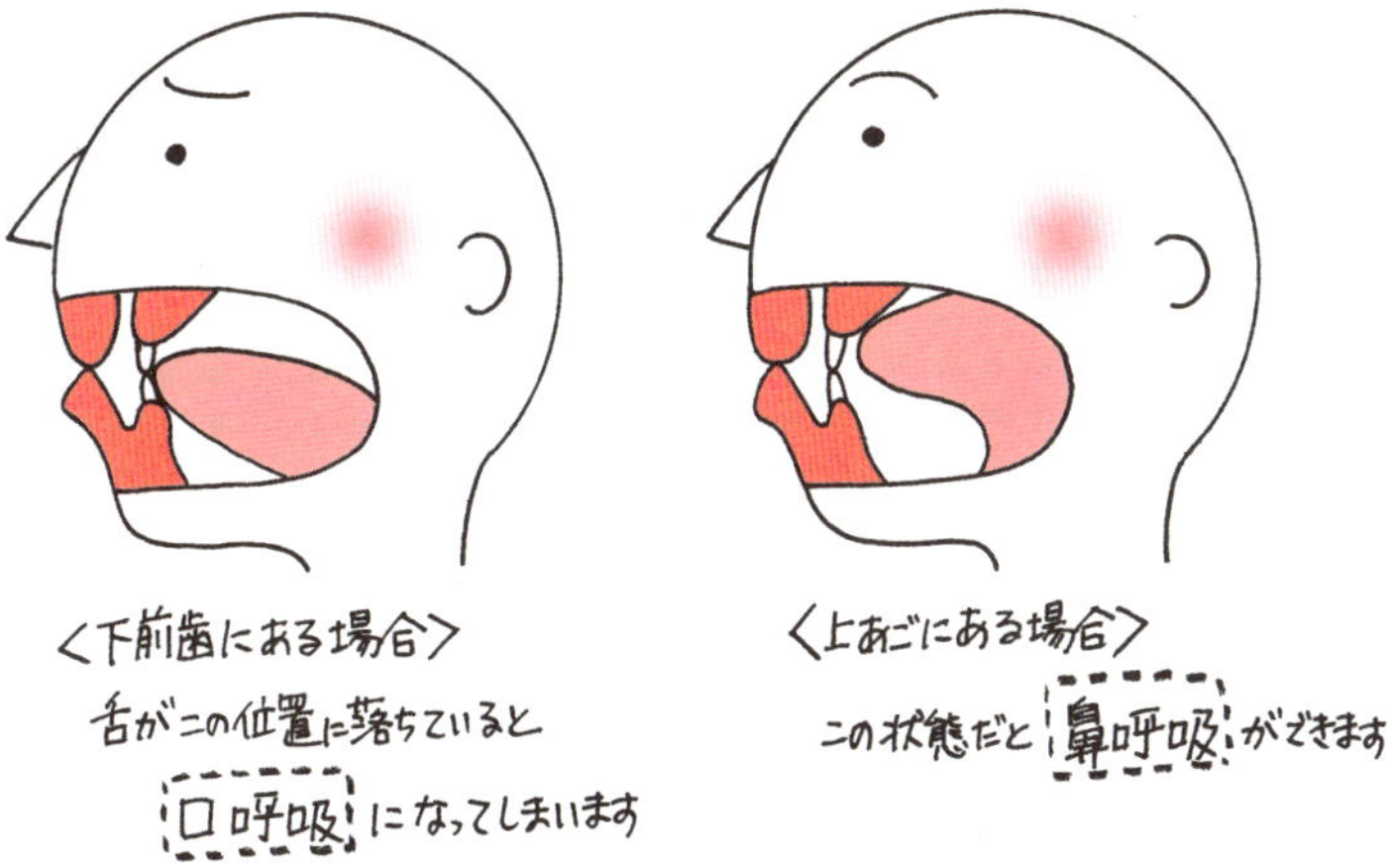
＜下前歯にある場合＞
舌がこの位置に落ちていると
口呼吸になってしまいます
＜上あごにある場合＞
この状態だと鼻呼吸ができます

正しい舌の位置では、鼻呼吸がスムーズです。

除かれ、適度な湿度にされた空気がのどや肺に送られます。

ところが舌が落ちた状態の口呼吸では、乾燥した空気がほこりと一緒にカラダのなかに入ってしまうため、のどはもちろん肺が疲れて呼吸が浅くなるため、カラダに酸素が行き渡らなくなってしまいます。

また、見た目の面からも、口元が緩いのは禁物！　テレビやパソコンの前でぽかんと口をあけて画面を眺めている姿は、人には見せたくないものです。

さあどうでしょう？

正しい舌の位置は分かったでしょうか？

それではいよいよ舌体操の開始です！

平地式・ツボ押し舌体操のススメ！

ここで紹介する、平地式・ツボ押し舌体操は、美容体操にもなっている舌体操と、口のなかにあるツボを刺激する、漢方の理論をミックスしたもので、

- ツボ押しの効果
- 正しい鼻呼吸
- 脳の活性化
- 唾液がよく出て消化が良くなる
- 小顔になる、二重あごの解消
- 老化防止
- 滑舌が良くなる

といった効果が期待できます。

「でも口のなかにツボなんかあるの？」

と思われる方もいると思いますので、まずそちらから説明していきましょう。

口はツボの宝庫！

口のツボは大きく二種類。口のなか（口腔内）と歯ぐきのツボに分けられます。

詳しくは、90・91ページの図を見て頂ければ分かりますが、歯ぐきには上あご、下あごを合わせると20ものツボがあり、これに口のなかにある舌で触れるツボを合わせると、この本で紹介しているだけでも26箇所もツボがある宝庫なんです！

こうしたツボの他にも、舌や口のなかには神経細胞が沢山あるので、舌を動かすことで神経が刺激され脳が活性化するので、老化防止に役立ちます。

気になる〝たるみ〟〝ほうれい線〟にも効果あり！

また女性はもちろん、男性も気になる顔のたるみ。

顔には表情筋と呼ばれる約30種類の筋肉があるのですが、この筋肉が衰えてくると、〝たるみ〟や〝ほうれい線〟となって現れてきます。

舌はこの表情筋と繋がっているので、舌を動かすことが表情筋のエクササイズになり、シワやほうれい線、口元のたるみや二重あごを防ぎ、小顔効果にもなるわけです。

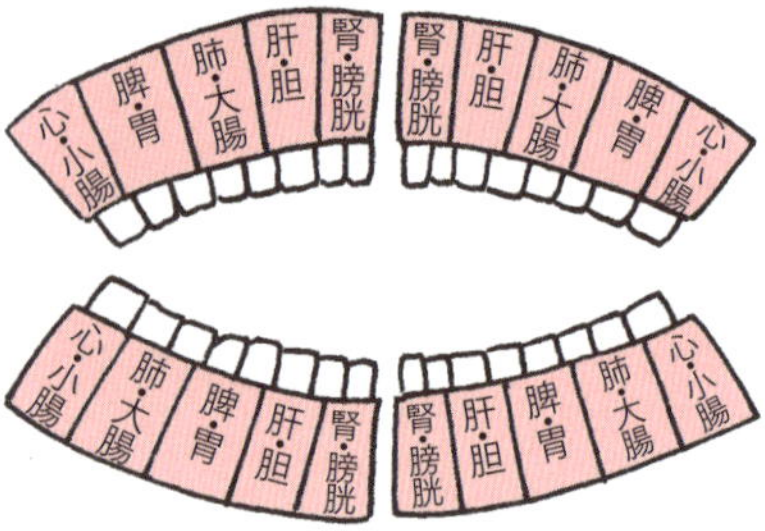

心・小腸
脾・胃
肺・大腸
肝・胆
腎・膀胱

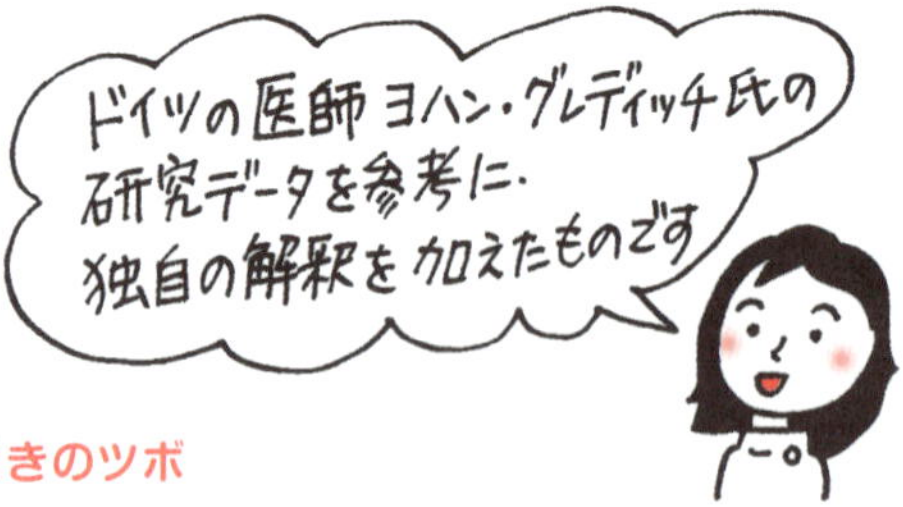

ドイツの医師ヨハン・グレディッチ氏の研究データを参考に、独自の解釈を加えたものです

歯ぐきのツボ

場所はあまり厳密に考えずに、舌先で刺激すればOKです。


また舌を動かすことで、唾液の分泌が良くなることも見逃せません。

意外に知られていませんが、唾液は食べることを助けてくれているのはもちろん、口内環境を整えています。特に口のなかを中性化することで、食後に歯の表面が酸性化して柔らかくなることを抑えて、歯を守ってくれています。さらに唾液はカルシウムを補ってくれるため、柔らかくなった歯を修復してくれているのです。

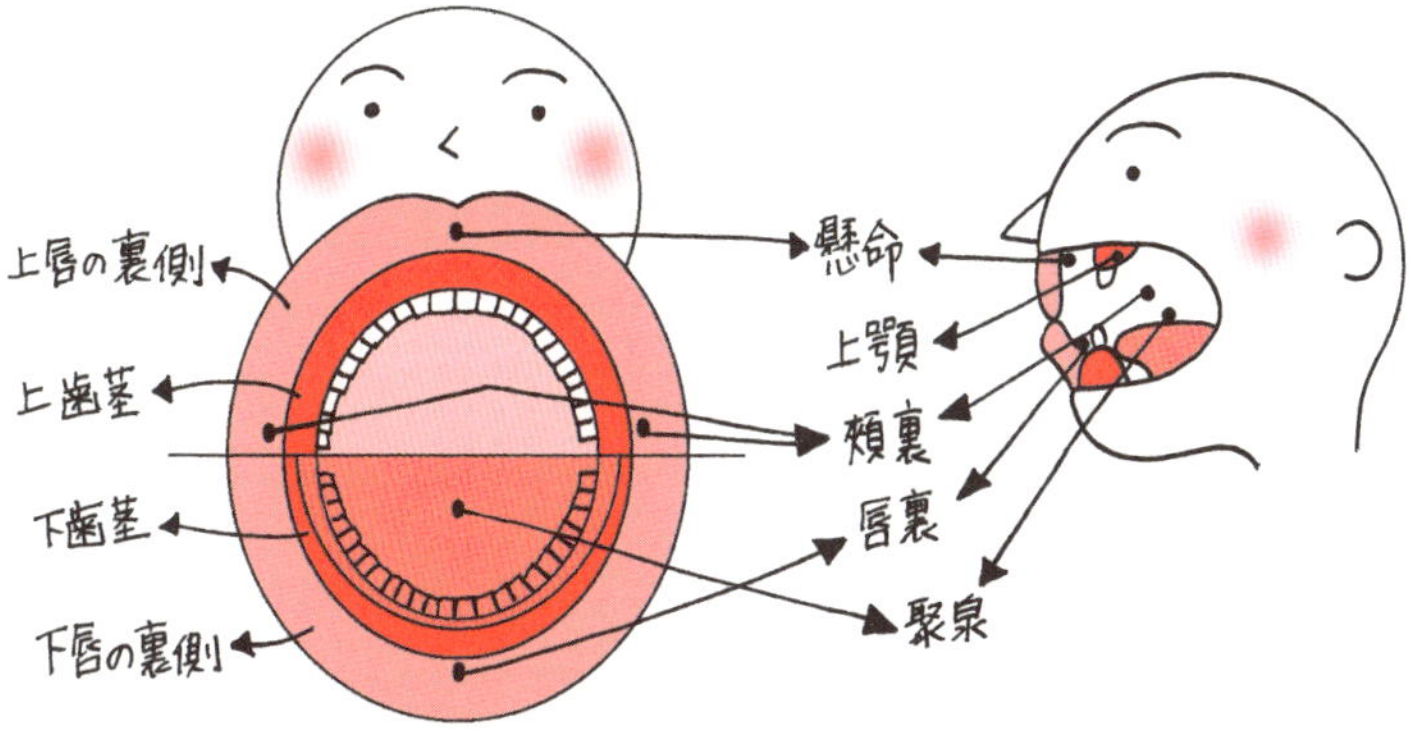
上唇の裏側
上歯茎
下歯茎
下唇の裏側
懸命
上顎
頬裏
唇裏
聚泉

口のなかのツボ

懸命（けんめい）……上唇の裏・ココロが落ち着かない時
上顎（じょうがく）……上あご・四季の流行病
聚泉（しゅうせん）……舌の上・咳、舌のできもの
唇裏（しんり）……下唇の裏・口臭、口内炎、歯茎の腫れ
頬裏（きょうり）……両頬の裏・四季の流行病、歯槽膿漏

ただ、こうした働きには時間がかかるので、しっかり働いてくれるためには、口内環境を整えておいた方が良く、そのためには唾液がしっかり出ていることが大事になるわけです。

口臭予防にも効果あり！

特に口臭が気になる人は要注目！

口臭の原因は、口のなかが乾いたドライマウスにあることが多いので、舌体操で唾液を出すことで、口臭予防になるわけです。

こうしてみると舌を動かすだけで、健康、美容、歯と様々な効果があることが分かりますね。

ツボ押し舌体操をやってみよう!

それでは実際に平地式・ツボ押し舌体操にトライしてみましょう!

①舌を大きく前に出して引っ込めることを3回繰り返します。
舌は内臓に繋がっているので、これだけで内臓がリラックスします。

次に、

②大きく出した舌をゆっくり左右に3回動かします。

ここまでが準備体操です。

③口を閉じた状態で、舌で歯ぐきをなぞるように、ゆっくりなめます。右回転、左回転をそれぞれ一周8秒くらいかけて3回ずつおこないます。

このときしっかり歯ぐきのツボを刺激するために、できるだけ強めに舌を押しつけるのがポイントです。コツは舌先だけで押そうとしないで、根元から舌を伸ばすことで、しっかり舌に力が通ります。また呼吸も鼻でしっかりおこないましょう。刺激が物足りないと感じた方は、一度舌体操が終わったあとで、指で押すのがオススメです。ただしあまり強く押さず、軽く刺激を感じるくらいでOKです。
また舌が届かない奥歯の方も、指で押すと良いですね。

歯ぐきのツボが終わったら次は口のなかのツボです。

④押す順番は、懸命《けんめい》→上顎《じょうがく》→右の頬裏《きょうり》→唇裏《しんり》→左の頬裏→懸命→上顎の順番で3回、それぞれのツボを舌先で押します。最後は舌のツボ・聚泉を歯でこするように刺激して終了です。

舌体操は舌診のあとで

実際に舌体操をおこなってみていかがでしょうか？
舌を動かすだけですが、普段あまり舌を動かしていない方は、意外に自分の舌が

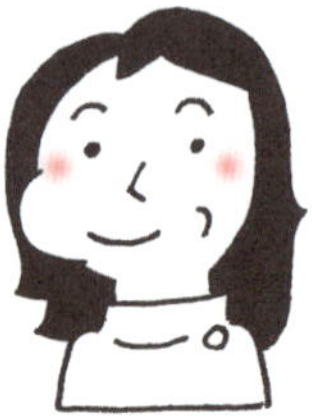

平地式 ツボ押し舌体操 ですよ〜!

① 舌を大きく出したり ひっこめたりします

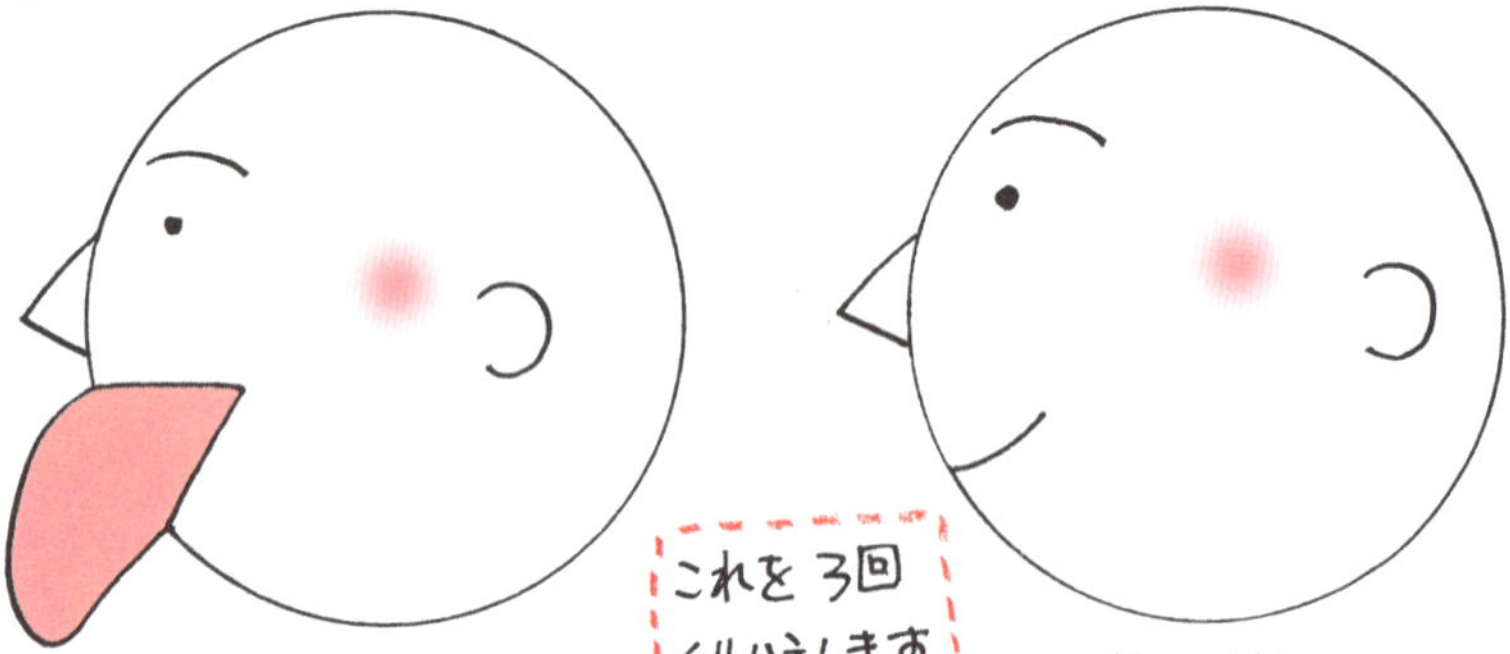
舌を大きく出して。。。
これを3回 くりかえします
ひっこめる

ほうれい線 が気になる人は ぜひ!
舌体操を続けると顔の表情筋も
いっしょに動くので
筋肉が鍛えられるの
デス

口の中をあまり動かさない人、
話さない時間が長い人は
舌体操をやることで
口臭予防と脳の活性化に
役立ちますよ〜

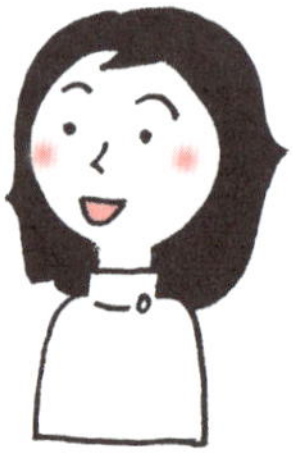

② 大きく出した舌を左右に動かします

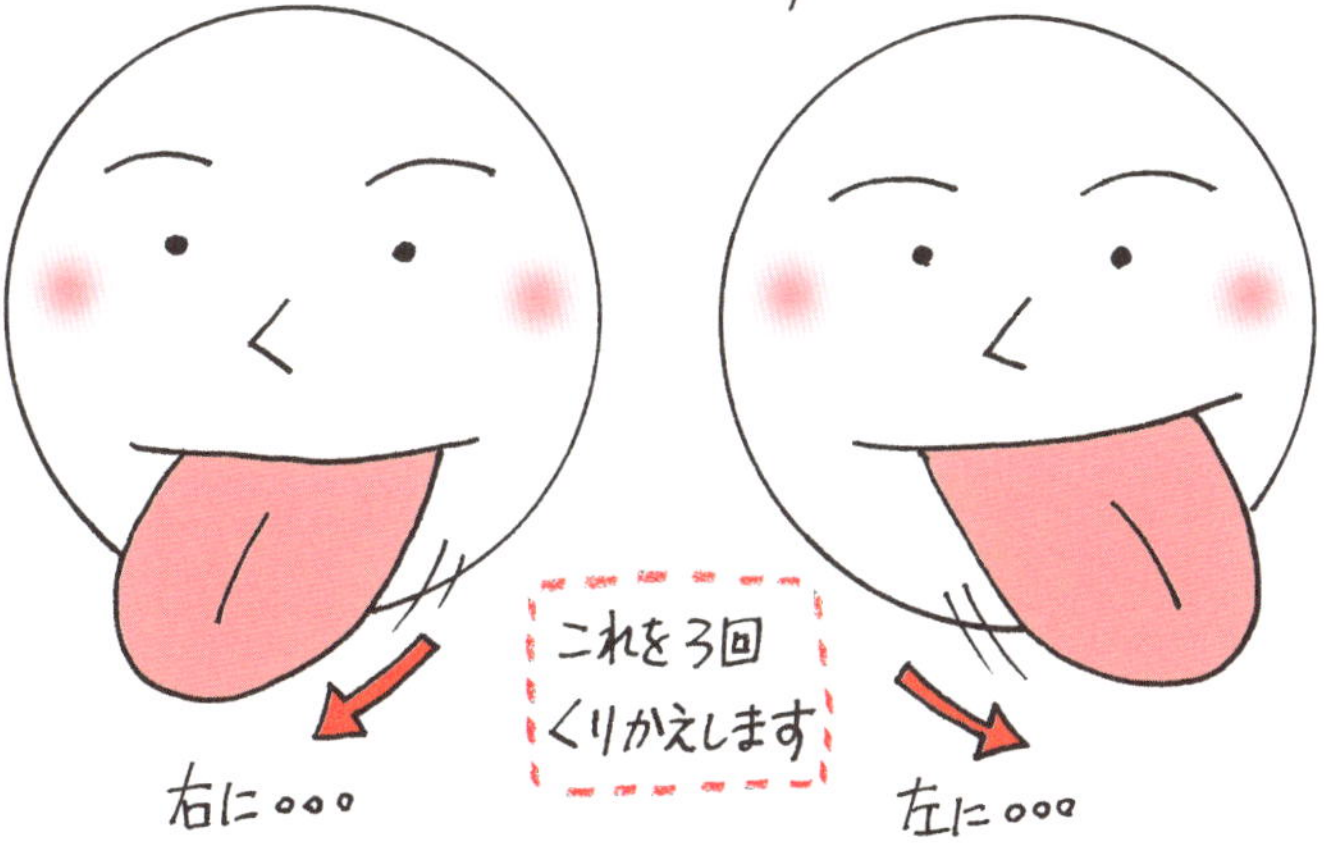

これを3回
くりかえします
右に。。。
左に。。。

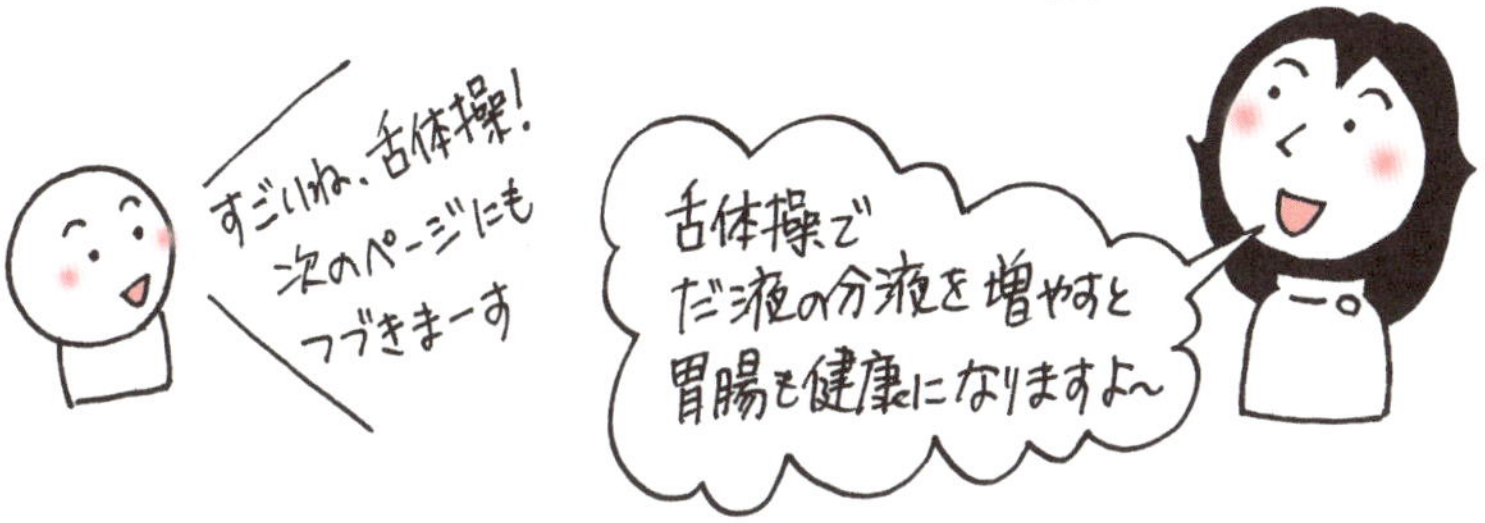

すごいね、舌体操!
次のページにも
つづきまーす
舌体操で
だ液の分泌を増やすと
胃腸も健康になりますよ〜

舌にもツボが!

舌にもツボがあるんです。
舌の表にあるツボ
聚泉(しゅうせん)を中心に
歯で刺激するように
しましょう。

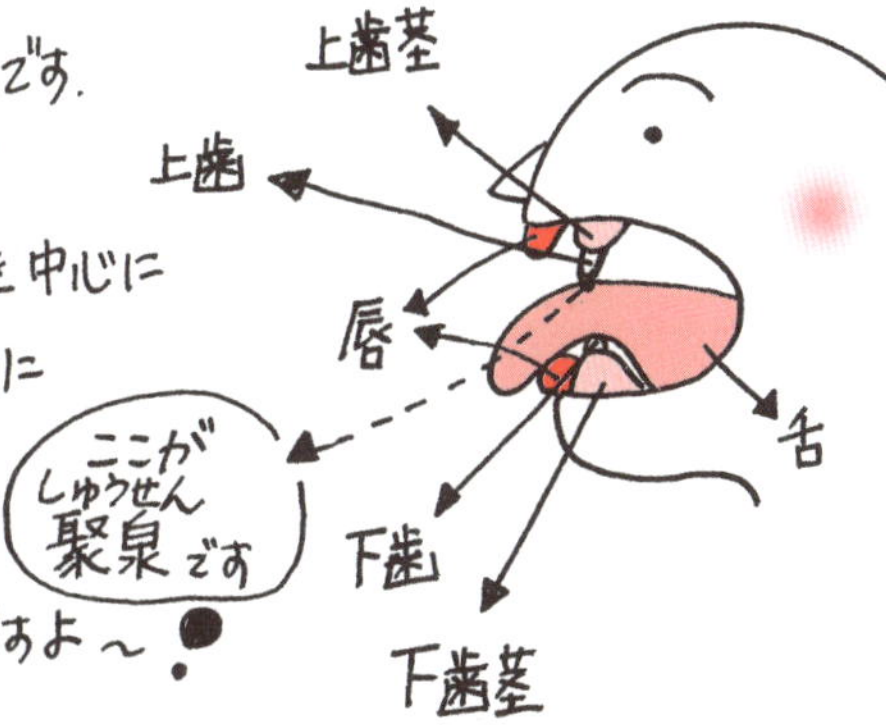

上歯茎
上歯
唇
舌
下歯
下歯茎
ここが
聚泉《しゅうせん》です

指で押してもOKですよ〜!

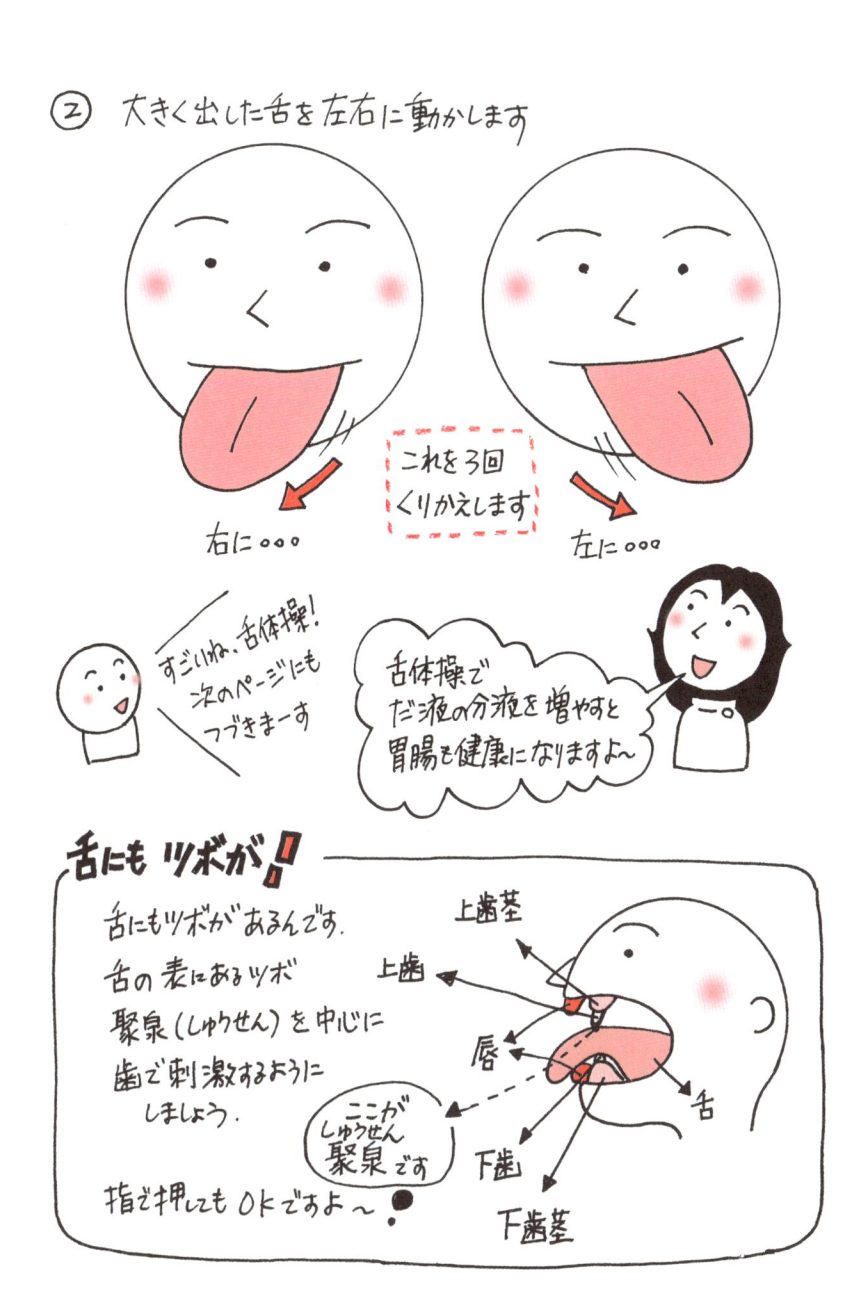

③ 歯茎の表側の部分を舌でさわっていきます

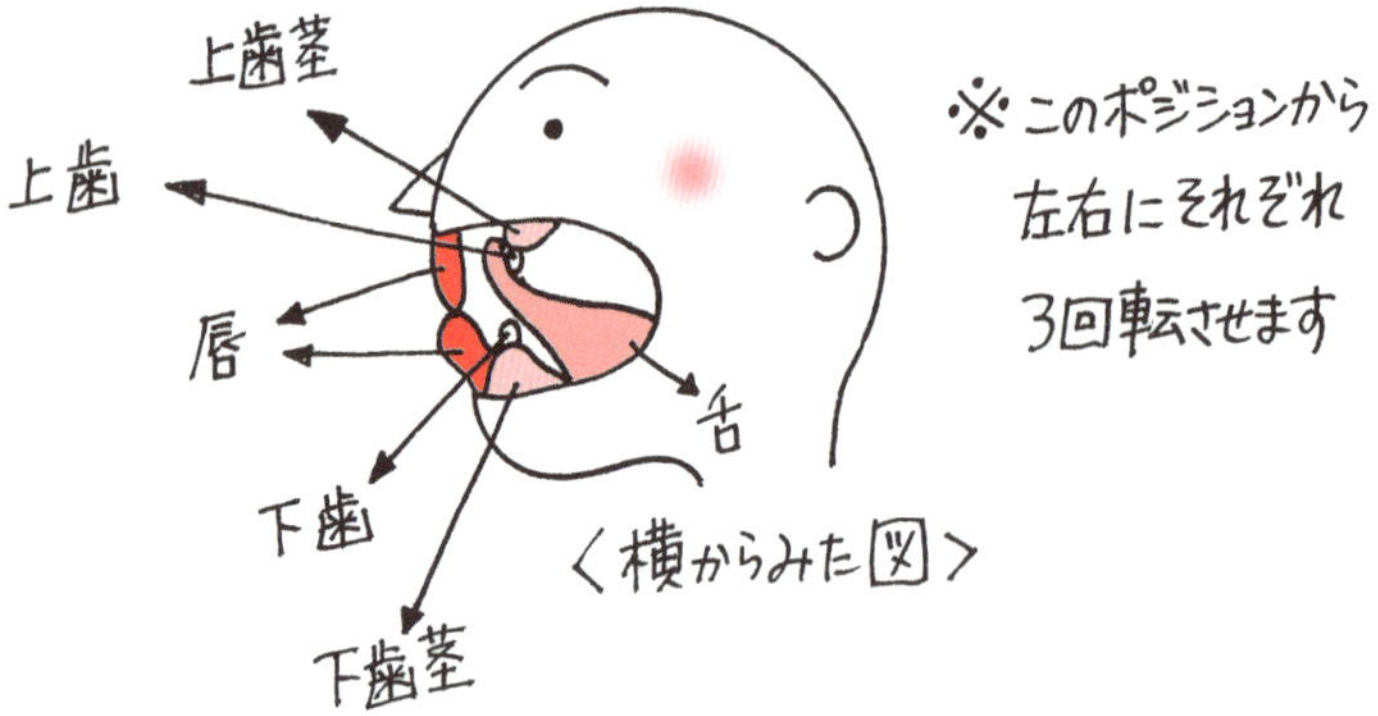
上歯茎
上歯
唇
下歯
下歯茎
舌
〈横からみた図〉
※このポジションから
左右にそれぞれ
3回転させます

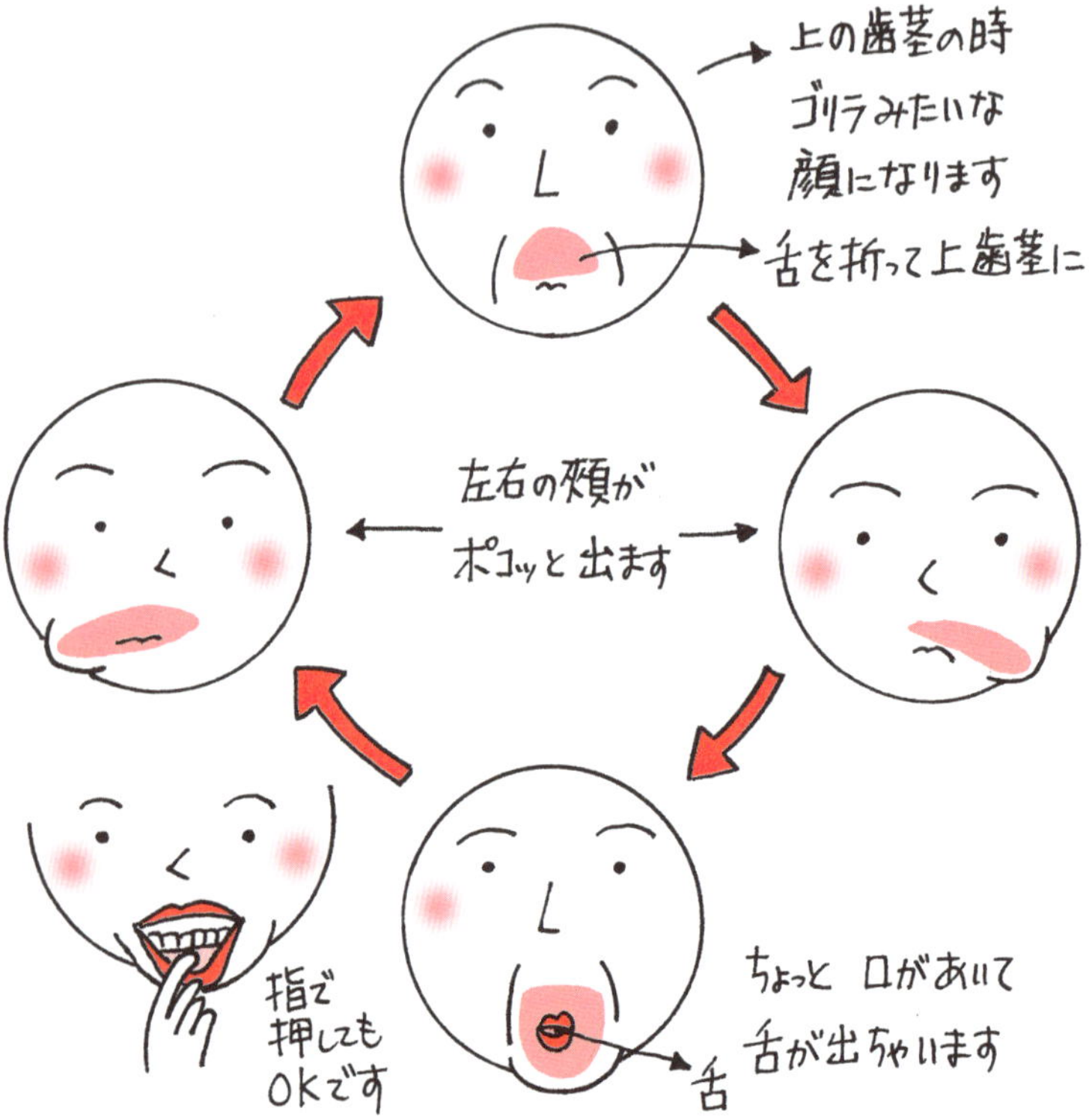
上の歯茎の時
ゴリラみたいな
顔になります
舌を折って上歯茎に
左右の頬が
ポコッと出ます
ちょっと 口があいて
舌が出ちゃいます
舌
指で
押しても
OKです

④ 口の中にあるツボを 軽く刺激します

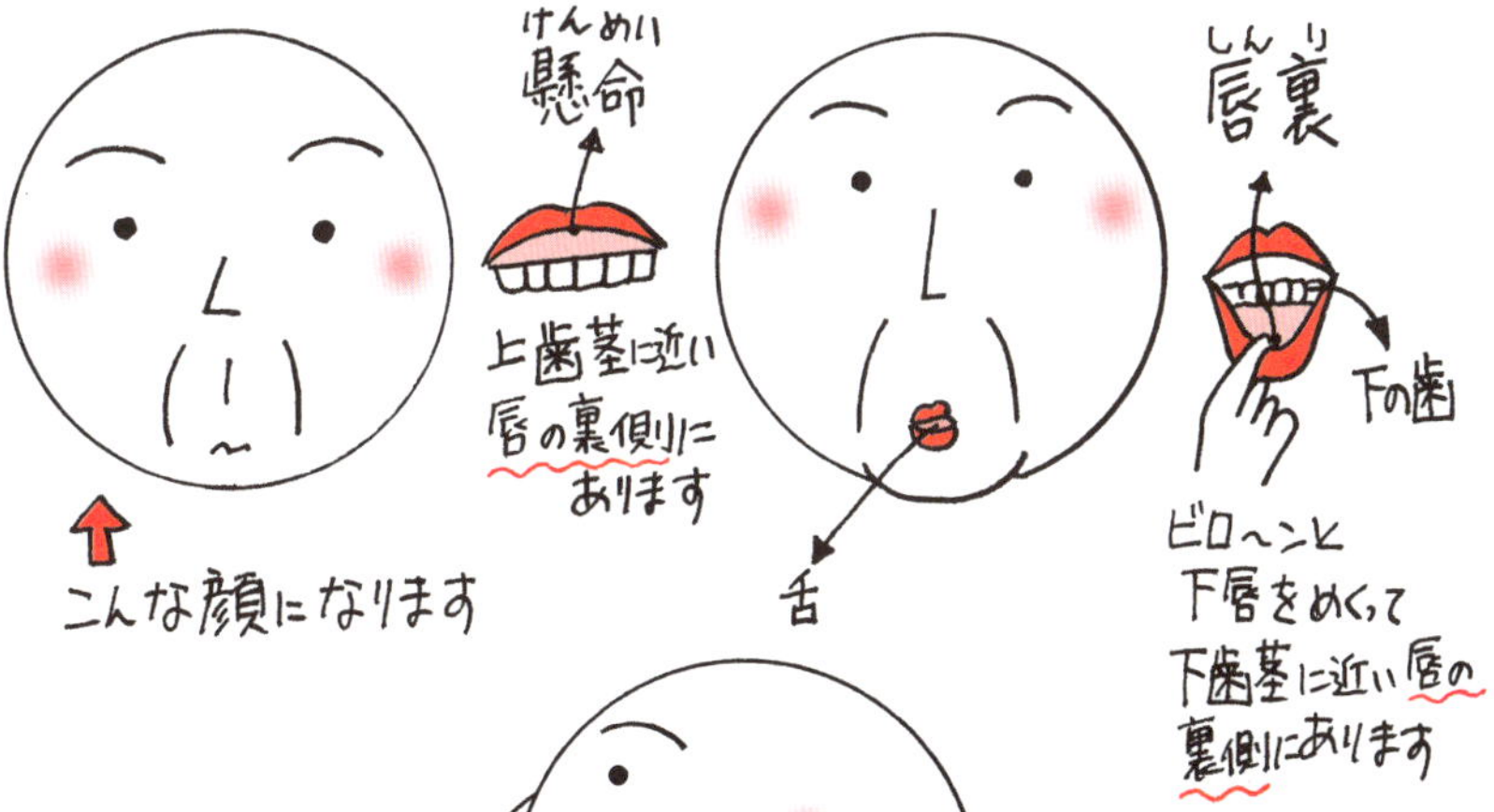

懸命《けんめい》
上歯茎に近い
唇の裏側に
あります
唇裏《しんり》
下の歯
舌
こんな顔になります
ビロ〜ンと
下唇をめくって
下歯茎に近い唇の
裏側にあります

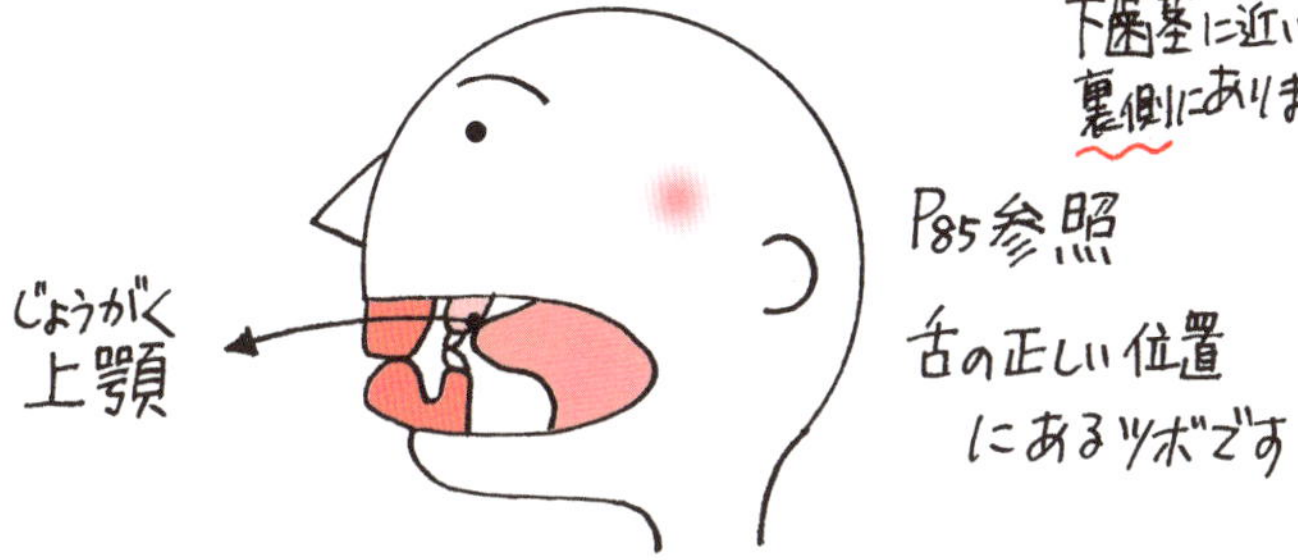

上顎《じょうがく》
P85参照
舌の正しい位置
にあるツボです

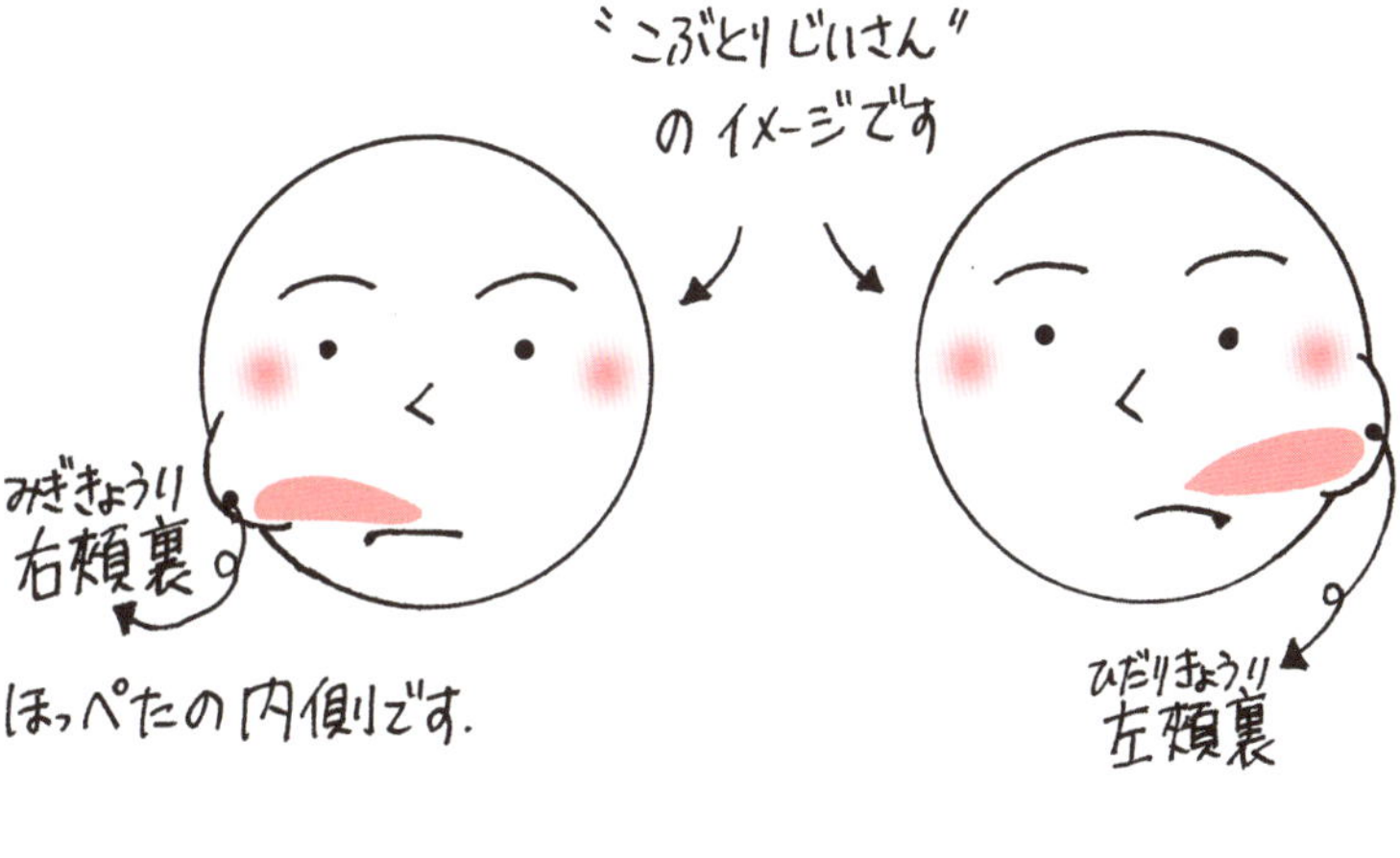

"こぶとりじいさん"
の イメージです
右頬裏《みぎきょうり》
ほっぺたの内側です.
左頬裏《ひだりきょうり》

動かないのでびっくりしたかも知れませんね。

慌てなくても大丈夫。毎日おこなっているうちに段々動くようになってきます。

早めに効果を実感する人は、始めて二、三日で顔が引き締まってきたり、カラダが温かくなってくるのを感じられるようです。

舌の筋肉もカラダの他の部分と同じで、使わなければどんどん衰えていきますから、日頃のエクササイズが重要！　もちろん話したり歌ったりするのも有効です。


一つだけ守って頂きたいのは舌体操をおこなうタイミング。

必ず舌診の後におこなってください！

舌体操を先にすると、舌の血流が良くなり正しい舌診ができなくなってしまうからです。ですから必ず舌診が終わってからおこないましょう。

舌ケアのススメ！

舌体操が終わったら最後は舌ケアです。

舌診で大事な舌苔は、実は匂いがつきやすく口臭の原因になります。

市販の歯ブラシで舌を擦る方もいらっしゃいますが、実はそれでは逆効果！

ここまでに説明してきたように、舌苔には舌の表面を保護する大事な役割がありますので、取り過ぎると口内環境を壊してしまい、逆に舌苔がつきやすくなり、口臭の原因になってしまうのです。

市販されている舌ケア用のヘラなどを使うのが一番ですが、意外にオススメなのがカレースプーン。優しくこすればこれでも十分です。

舌ケアブラシ
いろんなタイプがあります。
意外にオススメなのが
カレースプーン

ハチミツを少し
舌にたらすのも
オススメ〜♡
軽くこするだけでOK!

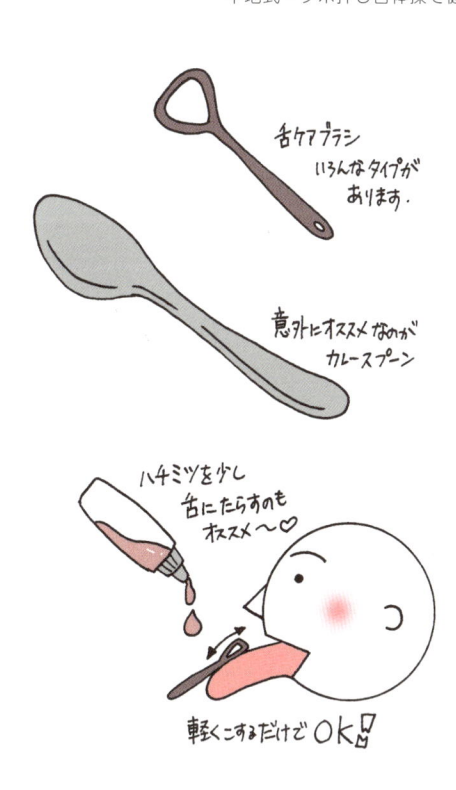

またハチミツを少し舌に垂らすのもオススメです。

column 03 舌で運命が分かる? 舌診占い!?

古来より中国では、舌診は健康状態を見るだけでなく、その人の能力の有無や、運命や寿命を予測するのにも使われていたようです。『四庫全書』という清朝時代に編集された本には、「相書曰舌如絳赤者賢人也」(舌が絳赤色(ワインレッド)の者は賢人である)と書かれています。もしかしたら、人物を登用する際に、舌診は面接の一部だったのかも!?
ここではその一例として、台湾の人相の専門書『陳聡明相法』にある舌診占いを紹介しておきます。舌を見て寿命や運命まで分かってしまうとしたらすごいですね!

1

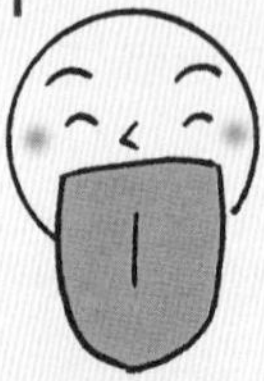

「富貴福寿」

厚くて長く、鼻の先を舐めることができる舌。健康に恵まれお金もあり、王様になれる。

2

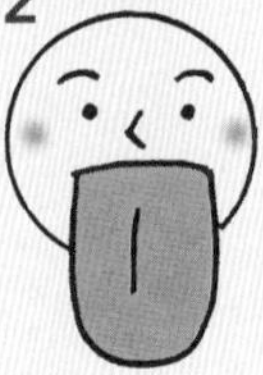

「極品栄華」

方形で長く潤いのある舌。上品で優雅、極めて能力があり将軍になれる。

3

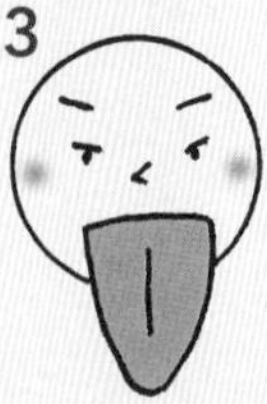

「毒悪非常」

長く先が尖っている舌。言葉は甘いが非情。何も成し遂げることが出来ず、人から嫌われ恨まれる。

4

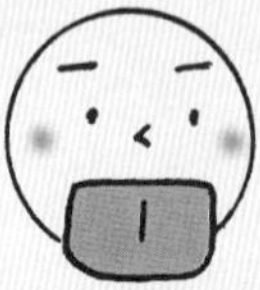

「大器晩成」

短くて方形の舌。独創的な考え方に生まれつき恵まれているが、大成するのに時間がかかる。

5

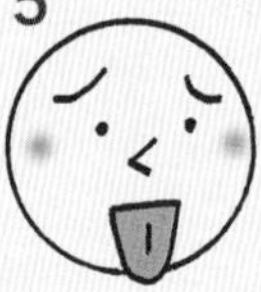

「貧乏壽夭」

短くて小さい舌。貧乏で寿命も短い。友達も少ない。

6

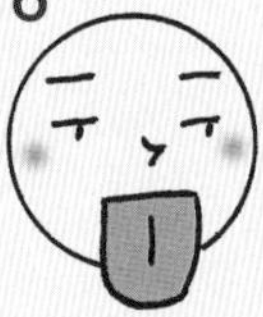

「好説是非」

短くて薄い舌。よく人の批判をする。高貴な家柄に生まれてもその子供の命は短く家を潰してしまう。

4章　さらに深く、五行理論で舌を見る！

漢方の基礎は陰陽《いんよう》と五行思想《ごぎょうしそう》にあり！

ここではさらに舌診を深く知るために、漢方の基礎をご紹介したいと思います。
漢方の土台となる考え方に、〝陰陽〟と〝五行思想〟があります。
陰陽を簡単に言えば、

「すべてのものをとりあえず、二つに分けて整理してみよう」

という考え方です。例えば、
男と女、夜と昼、下と上、寒いと熱い、暗いと明るい
といった具合で、漢方では、これを人のカラダや病気にも当てはめ、

背中は陽で、お腹は陰
赤い顔は陽で、青白い顔は陰
暑がりは陽で、冷え性は陰

舌で言うと、

赤い舌は「陽」で、熱をもった状態
白い舌は「陰」で、冷えている状態

となります。

ここで大事なのは陽が良くて、陰が悪いわけではないことです。

あくまでも二つの物を比較して分けたもので、漢方ではこの陰陽のバランスが、ほどよく取れているのが良い状態であると考えます。

その理想の状態を中庸《ちゅうよう》と言います。

中庸は、道でいうと真ん中、ほどほどの状態、好い加減……といった、ゆる～い感じを良しとします。

逆に、食べ過ぎ、飲み過ぎ、働き過ぎ、喜び過ぎ……など、なんでも〝過ぎる〟ことは避けるべきだとしています。

これを舌に当てはめると、真っ赤でもなく、白くもない、ほど良い〝ピンク色〟が中庸、つまり健康な状態になるわけです。

この世は全部、五つの要素で出来ている

先ほどの陰陽は〝物事を二つに分ける〟という考え方でしたが、五行思想は、世のなかの様々なことを自然界の五つの元素、

木火土金水

に当てはめて考えるものです。

元々は古代中国の自然哲学から生まれたもので、風水や東洋の占いなども、元を辿ればこの五行思想があります。これを表にしたのが巻頭見開きの裏面にも載っている五行色体表《ごぎょうしきたいひょう》で、カラダや色、季節などを五つの元素に分けています。

ここまでの舌苔や舌身の色の変化を見る方法は、陰陽の思想を使っていますが、舌のエリアによってカラダのどこに問題があるのかを見るのには、五行思想を使います。

五行思想では、人のカラダも自然界にあるものの一つで、私たちのカラダもまた宇宙を投影していて、この五つの要素が互いに影響し合った結果、変化や循環が起きると考えます。一番分かりやすいのは季節の移り変わりですね。

一年は春↓春の土用↓夏↓夏の土用↓秋↓秋の土用↓冬↓冬の土用と変化しつ

4
さらに深く、五行理論で舌を見る！

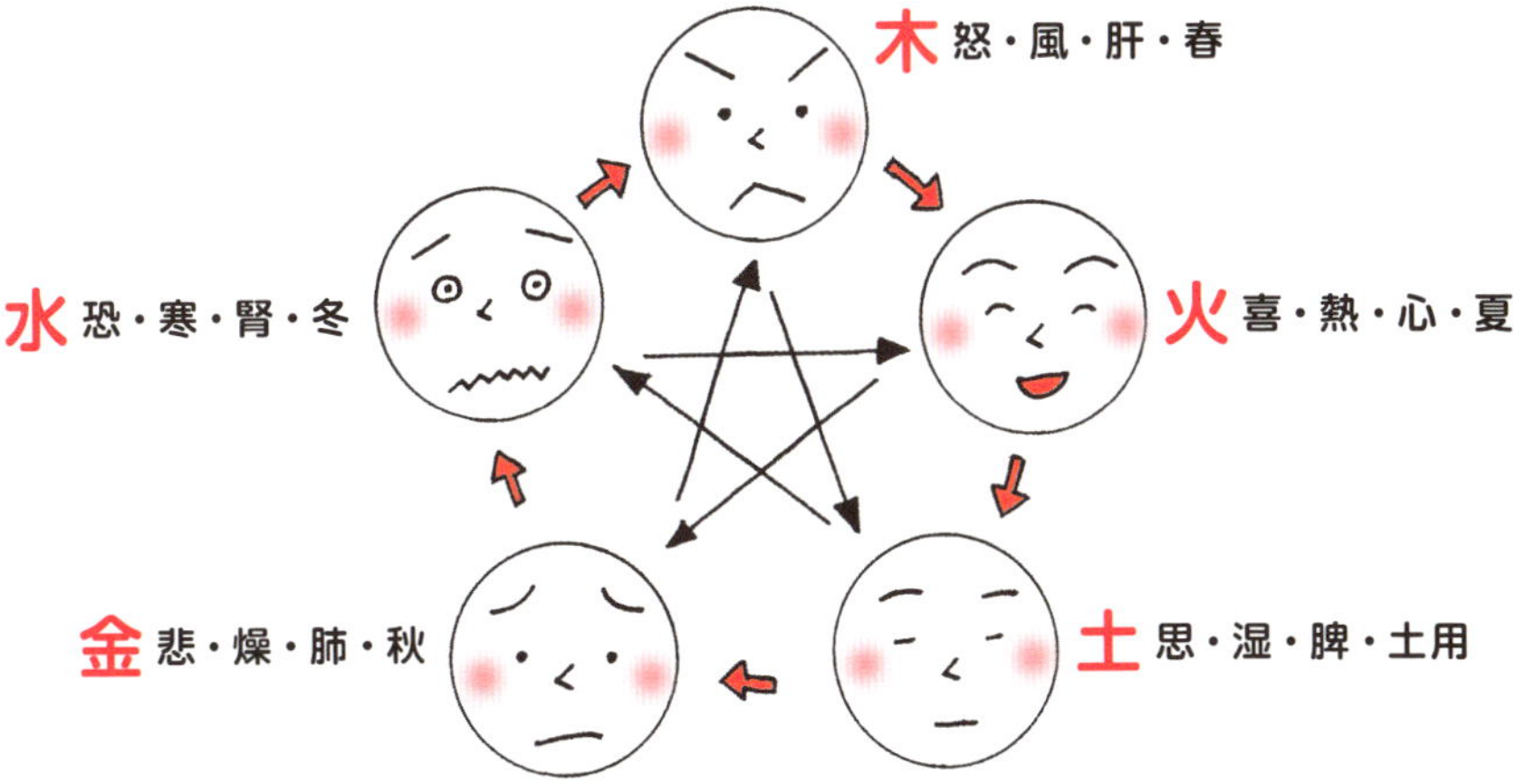

五行思想では、それぞれの要素が互いに影響し合っていると考えます。
※巻頭見開き裏面により詳しい表があります。

つ、繰り返し循環しています。土用というと、「土用のウナギ」で夏がお馴染みですが、もともと土用は「季節の変わり目」を意味するので、四季の間に存在します。

五つの要素は互いに影響し合い、大きく二種類、〝相生《そうせい》〟と〝相克《そうこく》〟の関係にあります。

〝相生〟は「水が木を育てる」といった相性の良い関係性を、相克は逆に「水は火を消す」と、相手の行き過ぎを抑え、コントロールする関係を表します。

これを表したのが五行図です。

漢方ではこの陰陽と五行思想が診断の大きな指針となっていて、東洋医学を学ぶ者は、最初にこれを学びます。

舌にも宇宙がある！

私たちのカラダにも宇宙が投影されているのなら、舌にカラダが投影されても不思議ではないですよね？

実際に漢方では、ここまで紹介してきた舌苔や舌身の色で見る舌診の他に、舌を部分で分けて、いわゆる五臓＝肝・心・脾・肺・腎を当てはめて見る方法があります。

だからこそ、

「舌はカラダを映す鏡」

なわけです。

また舌診で分かるのは、カラダの状態だけではありません。

私は治療家として日々患者さんに接していますが、本当に健康を考えるのなら、カラダだけを考えてもそれほど意味はありません。

私たちが生きるということは、カラダだけではなく、心や周りの環境など全部に関係しているからです。例えば、

「カラダは絶好調だけどウツでツライ」

という人や、

「気分はサイコーなんだけどカラダがだるい」

なんていうことはありませんよね？


どんな漢方薬を処方して一時的に効果があっても、結局のところその人の生活や気持ちを含んだライフスタイルが変わらなければ、また元に戻ってしまうのです。

先ほど紹介した五行理論の面白さは、カラダを含めた、こうした生きることの全てが関連していることを教えてくれているところです。

例えば肝は怒りの感情に関係しているので、肝が弱くなると怒りっぽくなります。これを助けてくれるのが相生の関係にある水で、水の要素を持つ腎を強くすることで肝も強くなります。逆に相克の関係にある金は肝を弱めるので、金を強くする辛いものは控えたほうが良いわけです。

こうした関係は全てが収まりよく説明ができるわけではなく、そこが治療家の腕の見せ所なのですが、私たちの健康がカラダだけで成立しているわけではなく、やっぱり自然の一部として色々なものに関係していることが分かるかと思います。

五行理論を使った舌の見方

それでは実際に五行理論を使った舌の見方を紹介していきましょう。

前に書きましたが、舌診では舌苔や舌身を見る方法と、舌の部位で対応した五臓を見る方法があります。

左の図はそれを表したもので、見て頂ければ分かりますが、舌を大きく五つに分けて、肝・心・脾・肺・腎を当てはめています。

分かりやすさや、毎日のなかで起こるカラダの変化を見るためには、ここまで紹介してきた舌苔を見るのが一番簡単なのですが、より大きな、生活全般や生き方といった視点でカラダを見るにはこちらが便利です。

見方は簡単！　この本では舌の変化と対応する五臓をまとめていますので、まず舌を見て、対応する部分を確認すればＯＫです。

働きや症状、五行理論による天敵（相克の関係）や助けになること（相生の関係）をそれぞれにまとめましたので、ここまでの舌診の結果と合わせて、カラダを含めた大きな関係で自分を見るのに使って頂ければと思います。

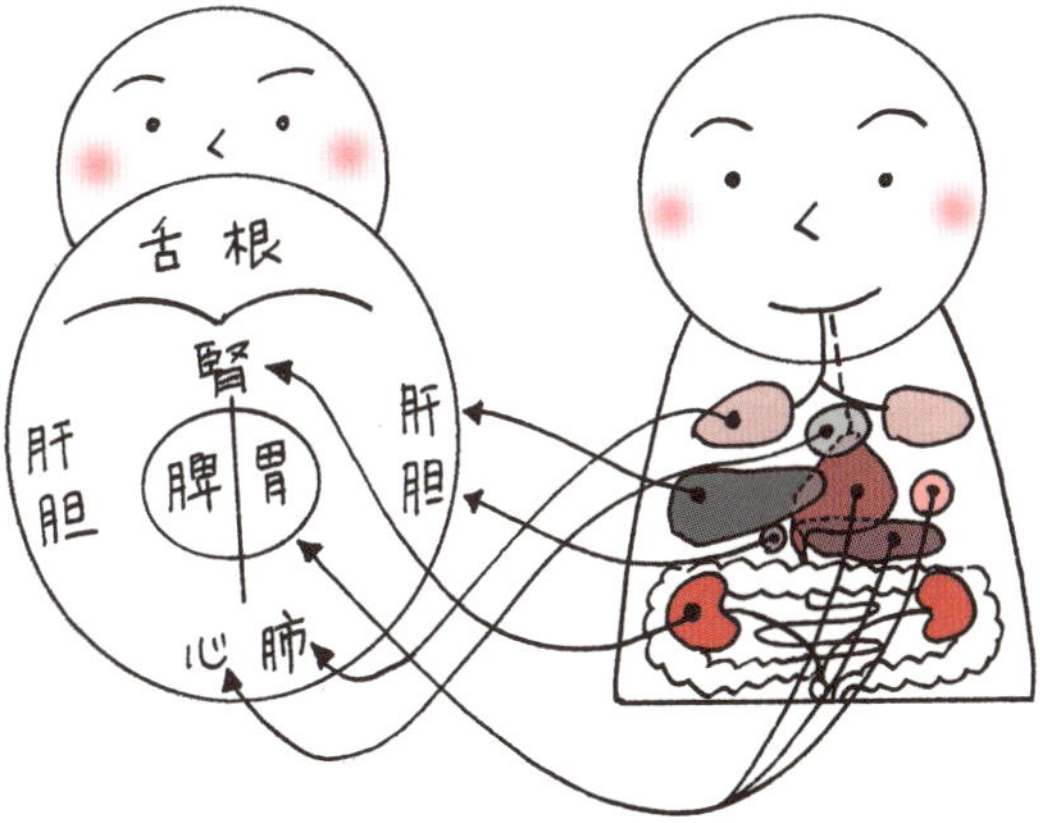

五行理論で見ると舌の場所それぞれに五臓が繋がっています。

肝は肝臓だけにあらず!?

ここで一つ、漢方特有の言葉使いを説明しておきます。

普通〝肝〟と言えば、肝臓・レバーを思い浮かべますよね？

ところが漢方で〝肝〟と言った場合、肝臓だけではなく全身の気の働きや、血を貯蔵したり、怒りの感情をコントロールしている器官だと考えます。巻頭の見開き裏面にある、五行理論の表の横の関係が、そのまま生きているわけです。

他の部分も同じで、「心」は血を全身に送るのはもちろん、大脳の働きや喜びの感情を司るなど、それぞれに様々な要素が含まれています。

五行理論で舌を見る①

木・肝

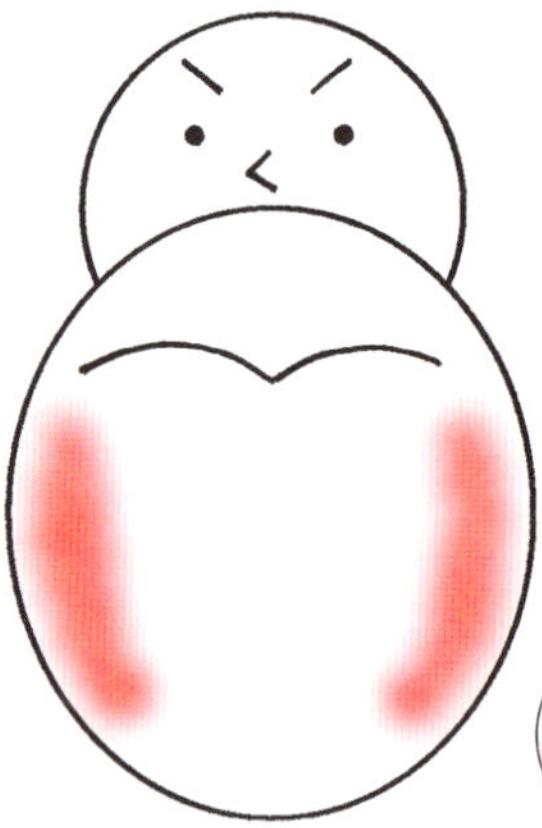

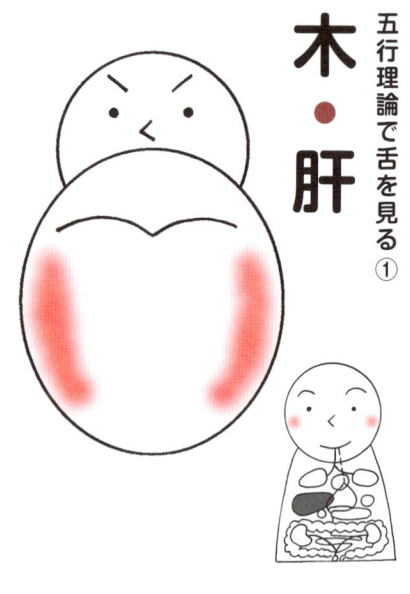

【肝の舌】

両サイドが、赤や紫っぽくなっていたり、血豆のような血腫ができているのは、肝や胆に負担がかかっている疑いがあります。

考えられる原因

- ストレス。
- 飲酒が多過ぎる。
- 怒っていることが多い。
- 寝不足。
- 月経前。

カラダの監督〝肝〟

〝肝腎要《かんじんかなめ》〟という言葉のとおり、肝は解毒や血液の貯蔵、流れのコントロールといった、私たちが生きていく上で大事な働きをしてくれています。

漢方では、

「肝は血を蔵す」

と言われ、お休み中に血液を肝に集め、動き出すと必要な部分へ血を送るといった調整をしています。ですから肝の調子が悪いと貧血や、女性の場合は月経不順や無月経、不妊症などが起きやすくなります。

肝の調子が悪いと怒りっぽくなる！

五行色体表を見ると、〝肝〟はうららかな〝春〟に例えられます。

そんな肝にとっての大敵は〝怒〟です。肝はカラダのリズムを司る自律神経とも関係があるので、怒りやストレスなどで肝がうまく働かなくなると、いつもイ

肝の働き

- 新陳代謝（栄養分を運び、老廃物を回収する）のコントロール。
- 血液を溜め、血液量の調節をする。
- 筋、腱、筋膜、じん帯、爪、目の機能を調節する。
- 情緒の安定などの自律神経の調整。

肝が弱ったときの症状

- 目の疲れ、爪が割れたり薄くなったりする
- 怒りっぽくなる。
- 筋がケイレンしやすい。
- 精神の不安定。

肝の敵

- 怒ること、目を使い過ぎること。
- ストレスの多い環境。
- 締めつけるような服装。
- 飲酒。

肝の助け方

- のんびりゆったりすること。
- 睡眠を十分にとること。
- 酸っぱいものを適度にとる。

ライラして情緒不安定になったり、「何かをやろう！」というヤル気や決断力がなくなってしまいます。

また、五行色体表を見ると、筋、爪、目といった要素もあります。

ここで言う筋は、骨についている腱・筋膜・じん帯などを指しています。肝は血を筋に送り、筋が正常な動きをすることを保つようにします。そのため肝の血が不足すると、筋は十分な栄養を受けることができず、ケイレンやしびれ、ひきつりなどを起こします。

その他にも肝が弱くなると、爪が薄くなる、もろくなる、目の疲れ、かすみ、視力減退、ドライアイなどの症状が現れます。

この肝から目の関係は、一方通行ではありません。パソコンや携帯機器などの使い過ぎで目を酷使する時間が長いと、目から肝の血を消耗させて、疲れさせることになります。ですから女性は、血が出ていってしまう月経中は、血を消耗しないように、なるべく目を休めてあげると良いでしょう。

火・心

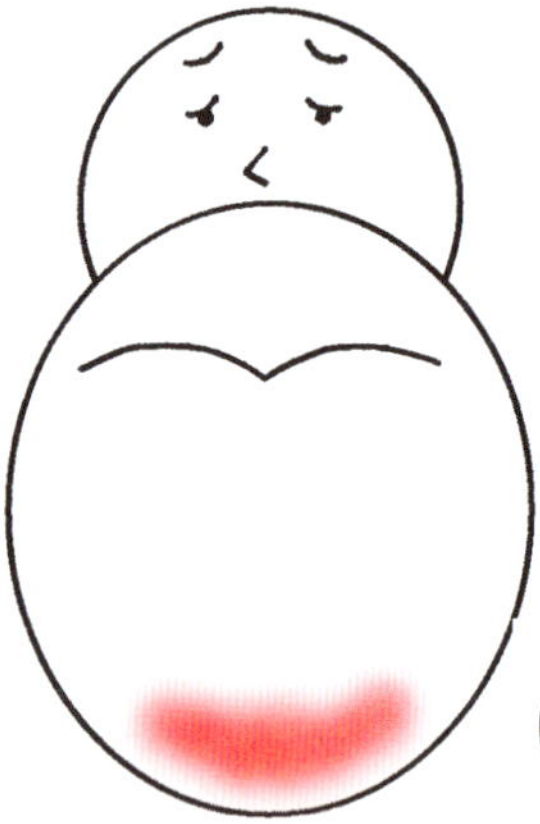

【心の舌】

舌の先端（舌尖部）は、心の状態が反映されやすい部分です。このエリアが赤く、点刺（イチゴのようなブツブツ）があるときは、心が熱を持った状態です。

考えられる原因

- 風邪などの感染症や炎症。
- 睡眠不足でカラダに熱がこもっている。
- 過労で血行が異常になっている場合。

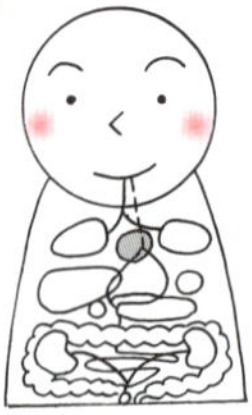

心は心臓だけではなく脳神経も司る!?

心は五臓六腑の大主で、生きる上で一番大事な器官です。

一般的に知られている血液を循環させるポンプという役割の他に、漢方では、「心は神を蔵す」と言われています。ここで言う〝神〟は脳神経系のことです。ですから動作や言語、表情などの意識的活動や、心拍や呼吸、消化吸収、排泄などの無意識的活動を司っていると考えます。

実際に、心の機能が落ちると、不眠・不安・焦燥感などの精神症状が起こります。

舌には心の様子がよく現れる

漢方では「舌は心の苗」と言われ、舌の変化とも深い関係にあります。これは舌が心臓にわりと近い位置にあり、血管が豊富で、しかもその血管の様子が粘膜ごしに透けて見えるため、心臓を含む循環器の様子が

心の働き

- 全身に血をめぐらせる。
- 大脳の働きである、精神的な活動を支配する。
- 睡眠、心臓、血管系の機能をコントロールする。

心の症状

- 汗をよくかく。
- 過剰に喜ぶ。
- 動悸や息切れがする。
- 脈が乱れたり、時々止まったりする
- 寝つきが悪く、途中でよく目が覚める。
- 物忘れしやすく、記憶力が低下している。
- 左の肩に、こりや痛みがある。

心の敵

- 緊張すること。
- 恐怖、興奮し過ぎること。
- 暑さ、脱水。

心の助け方

- 他の臓がうまく働いていること。
- 血液の量や質がちょうど良いこと。
- 気持ちが安定していること。

分かりやすいためです。

また「心は血脈を主る《つかさど》」とも言われ、気血の通り道である血脈を管理し、気血がそこから漏れ出すことなく順調にめぐるようにコントロールしています。ここで言う〝気〟とは生命エネルギーのことで、血脈も単なる血管のことではなく、気を通す道だと考えられています。この働きがうまくいかないと、血の流れが滞る瘀血の状態となり、舌が紫がかったり、舌の先の心のエリアに赤いポツポツが現れることがあります。

心と肺は同じ場所？

見開きや１０９ページの図の通り、舌の上では、心と肺に場所的な違いはありません。ですからどちらの問題かは症状で見分けます。例えば、心の場合は不眠、精神不安。肺の場合は咳、風邪、皮膚の炎症など、それぞれに関連する症状が出ていないかで判断します。

またこの二つは「心肺機能」と言われるほど関連が深く、両方ともに問題があることがよくあります。

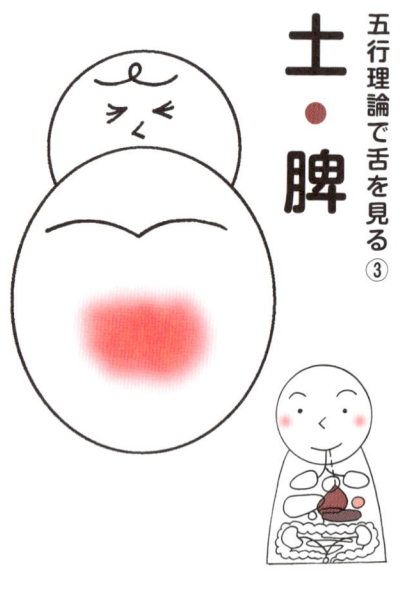

五行理論で舌を見る③

土・脾

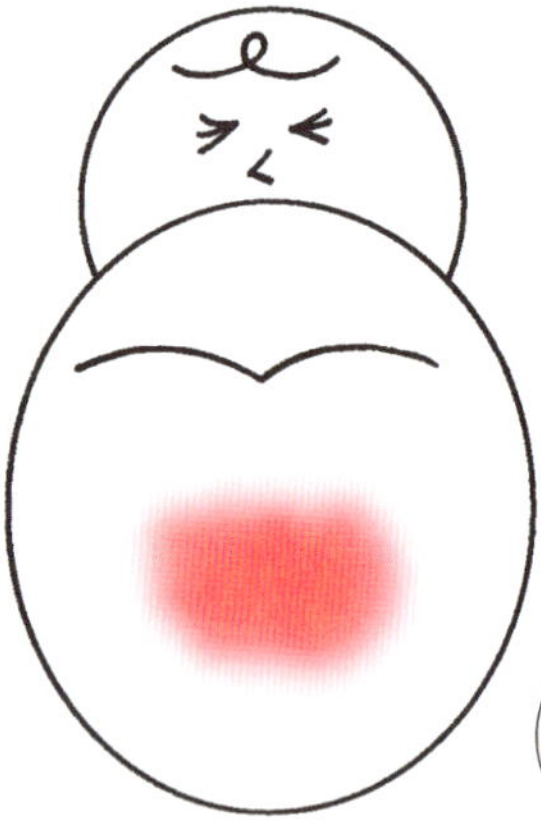

【脾の舌】

舌の中央が赤いときは、おへそ周りに位置する脾や胃などの、消化器全体に負担がかかっていることを表しています。

考えられる原因

- 食べ過ぎ。
- 考え過ぎ。
- 怒っていることが多い。
- 寝不足。
- 月経前。

後天の気と先天の気

漢方では、生まれたときから持っている生命力を〝先天の気〟、あとから作られるものを〝後天の気〟と言い、この二つから私たちのカラダはできていると考えます。先天の気は親からもらったもの、後天の気は日々の食べ物から、自分で作るものと考えれば良いでしょう。

脾は、この後天の気を司ると考えられ、食べ物を消化吸収して栄養素としてカラダに運ぶほか、気＝エネルギーにしてカラダに送っていると考えています。

そのため、脾の機能が落ちると気がうまく作られなくなり、水分が滞ってむくんだり、筋肉の衰えや、口唇の荒れ、口内炎ができるなどの異常が現れます。

味覚がおかしいときは要注意

脾は食べ物を吸収する器官ですから、その入り口になる唇・口と強く関係しています。

脾の働き

- 消化・吸収。
- 血が血管から漏れ出ないようにする（血尿・血便・皮下出血・月経過多などを防ぐ）。
- 全身の肌肉や筋肉、血管を養う。
- 胃下垂などの内蔵下垂を防ぐ。

脾の症状

- 食欲異常（食欲がなく、少食ぎみ、食欲にムラがある）。
- 味覚異常。
- 口内炎ができやすい。
- 下痢をしやすい。
- 手足がだるい。
- 内臓下垂（胃下垂、子宮下垂、脱腸、脱肛など）がある。
- 出血しやすい。
- 月経血量が多く、止まりにくい。
- 皮膚の色が黄色っぽい。

脾の天敵

- 食べ過ぎ、飲み過ぎ。
- 思い悩むこと。
- 湿気の多い環境。

脾の助け方

- よく噛んで食べる。
- 少食にする。
- 考え過ぎない。
- 甘いものを食べ過ぎない。

脾の働きが正常なら、味覚や食欲も正常なのですが、脾の働きが落ちると、「味が分からない、口が粘る、食欲がない」などの症状が起きます。心当たりがあるときは、まず脾の調子を疑ってください。唇が荒れたり、境目がボケているときも用心しましょう。

また、脾は血が血管から漏れないようにする働きをしています。「鼻血が出やすい、月経血が止まらない、よく内出血をする」などは脾の働きが衰えた〝脾虚《ひきょ》〟の症状ですので、脾の働きを良くする食べ物や生活を心がけましょう。

内出血の原因は失恋？

五行色体表を見ると〝思〟という言葉があるとおり、思い煩ったり、考え過ぎることでも脾は弱まります。

実際に失恋をして思い煩っているうちに、太ももの内側に、大きな内出血ができてしまった患者さんもいらっしゃいました。このときは脾の働きを改善する漢方薬を処方したところ元気になり、アザも消えました。

五行理論で舌を見る④

金・肺

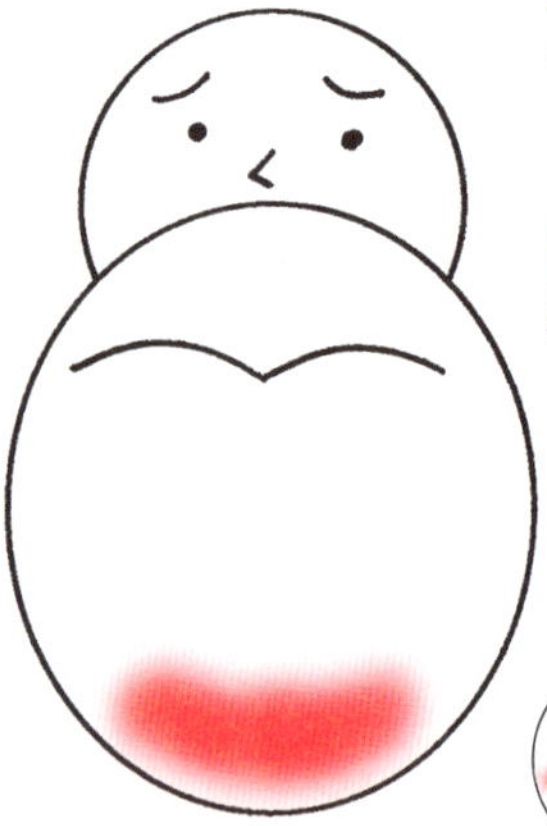

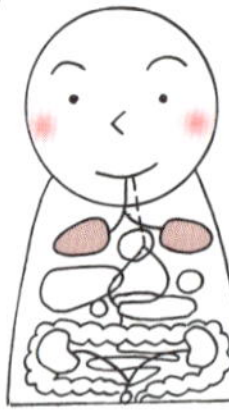

【肺の舌】

舌の先は、お腹の上半分にある、心や肺の状態が反映されやすい部分です。このエリアが赤いときは、心や肺が熱を持った状態です。

考えられる原因

- 風邪などの感染症や炎症。
- 不眠でカラダに熱がこもっているとき。
- 過労で血行が異常になっている場合、このエリアに点刺ができることがあります。

気を司る肺

一般的な肺の働きは呼吸をすることですが、漢方では呼吸の他に気血を作ったり、水分代謝を調節する働きがあるとされています。ですから鼻水や鼻づまりには、肺が影響していると考えられます。

肺は外界から新鮮な空気を吸い、カラダに必要な〝清気《せいき》〟を取り入れ、汚れた〝濁気《だき》〟を吐き出す呼吸を司ります。普通は鼻から吸い込まれた空気が、肺で血に溶け込み、全身に送られると説明されていますが、漢方では清気＝天空の気が、食べ物から生み出された水穀の気＝地の気と肺で交わり、各臓器に送られ全身の気をコントロールすると考えられています。

ここで言う〝水穀の気〟というのは、食べ物そのものが持っている気で、分かりやすく言えば、いわゆる〝旬のお野菜〟や〝新鮮な果物〟の持っている生命力ですね。

私たちは自然にそうした生命力＝気（エネルギー）を感じて、生活のなかに反映させているわけです。

肺の働き

- 呼吸器系の働き。
- 皮膚や鼻、のど、気管支などをコントロールする。
- 感染症などを防ぐ免疫機能。
- 体内の水分の調節。
- 毛穴の開閉や、発汗による体温調節。

肺の症状

- 悲しみやすい。
- よく風邪をひく。
- ツヤのない色白になる。
- 咳や痰が出やすい。
- 皮膚が弱い。
- アレルギー性疾患にかかりやすい。

肺の敵

- 悲しみ過ぎる。
- 乾燥。
- 冷たい空気。
- 喫煙。

肺の助け方

- ちょうど良い湿度。
- 適度なスパイスの効いた料理。
- リラックスして深い呼吸をする。

深い悲しみは肺を傷つける

肺はカラダの上の方にあるので、「肺は水の上源」と言われています。ビルの屋上にある貯水タンクのようなイメージで、ここで尿や汗などの水分代謝をコントロールしているわけです。そのため肺の働きが悪くなると汗が出過ぎたり、尿漏れなどの原因になります。

また漢方では肺と大腸とは関係が深く、肺がうまく働かないと便秘をしたり、逆に大腸がうまく働かず便秘をしていると咳が出たりすると考えます。また、肺は皮膚も司りますので、肌荒れや皮膚病も漢方では肺の不調と考えます。

強い悲しみにも注意が必要です。

私の患者さんで、可愛がっていたネコが死んでしまい、毎日泣いて暮らすうちに、ひどい咳が止まらなくなった方がいらっしゃいました。このときは肺の漢方薬を服用してもらい、半月ほどで完治しましたが、深い悲しみが肺を傷つけた症例です。

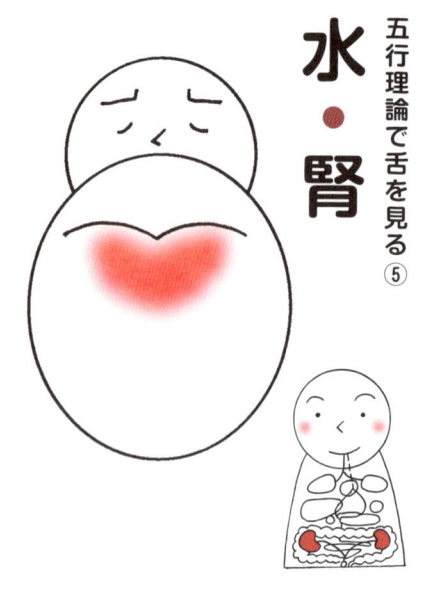

五行理論で舌を見る⑤
水・腎

【腎の舌】

舌の根元は、下腹部にある腎の状態が反映されやすい部分です。
舌の根元だけが特別に変化することは少ないのですが、病が深くなると、舌根部に症状が現れます。

考えられる原因

- 慢性化した病気。
- 強い冷え。
- 泌尿器系の病気。
- 寝不足。
- 月経前。

むくみ、頻尿の原因は腎にあり

腎臓と言えばおしっこを作る大事な器官ですが、漢方で〝腎〟は、生殖器系、ホルモン系、中枢神経系などを含んだ、生命エネルギーの貯蔵庫と考えられています。成長と発育、排卵や生理などに深く関係していると考えられ、腎の機能が低下すると、慢性病や更年期障害、不妊などがおこりやすくなります。

また、腎が弱ると骨が弱くなり、骨粗鬆症《こつそしょうしょう》になりやすくなったりします。

もちろん膀胱《ぼうこう》とも関係あり、おしっこの量や排泄などに影響を与えます。

「腎は水を主《つかさど》る」と言う言葉があり、腎はカラダに必要な水分を吸収して必要な場所に送るとともに、不要な水分を膀胱へ送って、尿として排泄させる働きがあります。これがうまくいかないと、むくみ、頻尿、排尿困難などの症状に繋がります。

腎の働き

- 全身の成長と発育を促進する。
- 排卵や月経、精子、妊娠などの生殖機能。
- カラダの水分を管理して、尿を排泄する。
- 空気を深く体内に吸い込む。

腎の症状

- 老化現象全般（耳が遠くなる、骨が弱くなる、白髪が増える）。
- 尿の出が悪い、頻尿、残尿感がある。
- 驚いたり恐れたりしやすい。
- 精力減退、インポテンツ、不妊など。
- 虫歯になりやすい。
- 足腰の冷え、または手足のほてりがある。

腎の敵

- カラダを冷やす。
- 寝不足。
- 過度の性行為。
- 過労。
- 塩分のとり過ぎ。

腎の助け方

- 冷たい食べ物・飲み物を控える。
- 黒いもの、カラダを温めるものを食べる。
- カラダが冷えないようにする。

老化の始まりは腎の衰えから

「腎は精を蔵す」とも言われ、腎には〝精気〟を貯蔵する作用があると考えられています。

ここで言う精気とは、〝金・肺〟でも登場した人のカラダを構成する基本物質で、生まれたときに親からもらった、先天的に持っている成長・発育のための生命エネルギーなどを指します。脾が「後天の気」を司ると考えられるのに対して、腎は「先天の気」の精気を司っていると考えられます。

漢方ではこの精気の増減が、成長や生殖能力・老化に関係すると考えられ、耳の衰えなど老化の速度が実際の歳よりも早いときには〝腎虚《じんきょ》〟、つまり腎が衰えた状態だとしています。

また、腎の衰えは耳以外にも、精力の減退や排尿困難、失禁、便秘などにも現れます。その他にも髪の毛に現れ、腎が弱っていると髪が薄い、抜けやすい、細い、白髪などの症状がよく見られます。

舌を通じてカラダと心を知ろう！

五行思想で見る舌はいかがだったでしょう？

それぞれの症状が、カラダはもちろん、心や生活に関連していることが分かって、生活全体を振り返ることができたのではないでしょうか。

ほとんどの漢方は、西洋医学のように〝症状にピンポイントで効かせる〟というものではありません。例えば、胃が痛いときに西洋医学では直接痛い部分にアプローチします。一方、漢方では胃の痛みが現れた根本の原因を、カラダや心を含めた生き方全体から突き止めてアプローチします。

これはどちらが良いということではなく、場合に応じて使い分けることが大事でしょう。緊急に手当てが必要なものについては、まず西洋医学で手当てをし、やがて症状が落ち着いたら東洋医学の視点で生活全体を見直す……。そんな風に、上手に使い分けて頂ければ良いと思います。

大切なことは、西洋医学、漢方に関係なく、自分のカラダを他人任せにしないということです。

カラダは私たちそのものなのに、どこかで便利な道具や乗り物みたいに扱ってしまいがちです。そして何か問題が起きたら病院や治療院に行き、具合の悪い部分を、まるで敵のように、「追い出そう！」「やっつけよう！」とします。

でも、本当はその具合の悪い部分も大事なあなたの一部です。

胃が痛いのは、胃があなたを「困らせてやろう！」と、嫌がらせをしているのではなく、五行思想で見たように、生活のなかにある色々な原因の結果として現れたものです。カラダの不調は、あなたが普段見過ごしたり、押し殺している危ない兆しを、「このままでは駄目！」と教えてくれているのです。言い換えれば少しの不調や痛みが、もっと大きな災いからあなたを守ってくれているのかもしれません。

この本を参考に、一日一回、舌を通じてカラダと心を見つめ直し、ちょっとずつ生活しやすくして頂ければ幸いです。

公開！意外にハードな漢方薬局の舌診カルテ

最後に私自身が実際に体験した、舌診にまつわる症例をご紹介しましょう。

実際の現場で舌診がどんな風に使われているのか？　一見地味な漢方薬局の、意外にスリリングな日常を覗いて頂ければと思います（笑）。

舌で分かった脳梗塞！

舌診カルテ **01**

名前＿Y.T さん
性別＿男性
年齢＿75 歳

いつも治療院にいらっしゃるＴさんは毎朝、仏壇の前で「般若心経」を唱えるのを日課としています。その日も普段通り大きな声で唱え始めましたが、いつものようにスラスラと口からお経が出てきません。“ろれつが回らない、というのはこういうことを言うのかな、おかしいな？”と思い、鏡の前で舌を見ようとしました。ところが舌を出そうとしても伸びず、しかも少しだけ出た舌は少し右に偏っています。

“これは、脳になにかあるかもしれない！”

と直感したＴさんは自分で自転車をこぎ、近くの総合病院へ行きました。緊急で検査してもらった結果、予想通り小さな梗塞ができていました！　幸いなことに、まだ発症して数時間だったので緊急の処置（現在は48時間以内だと、かなり処置ができるようになっています）ができて、事なきを得ました。

舌を出そうとしても出ない「短縮舌《たんしゅくぜつ》」、舌を出すとどちらかに偏る「歪斜舌《わいしゃぜつ》」、どちらも脳血管障害でよく見られる舌です。

「何かおかしいと思ったら舌を見る癖をつけていて良かったです」とＴさん。舌診冥利に尽きました！

アトピー性皮膚炎と舌診

舌診カルテ 02

名前＿T.H さん
性別＿女性
年齢＿34 歳

漢方ではどんなときでも、寒熱、つまりカラダが冷えているか熱をもっているかの区別がとても重要です。基本的には冷えていれば温める薬、熱を持っていれば冷やす薬で、ちょうど良い状態にするのが治療の原則です。

あるとき、H さんがアトピー性皮膚炎を悪化させて、体中を真っ赤にしていらっしゃいました。

掻きむしった傷からは汁が流れ出るほどで、痒くて痒くて、夜も眠れないそうです。見た目から判断すると、どう見ても「熱」で、実際に皮膚に触れると熱感があります。

ところが舌を見ると、青白い舌に真っ白い苔がついている「寒」の状態です。試しにお腹を触るとヒヤッと冷たく、首から先も冷えています。これは胃腸が冷えきって生命力が弱り、熱がカラダの表面に追いやられた状態で、かなり重症です。

こういうときはカラダを温める最強の生薬・附子《ぶし》（トリカブトの一種）を配合した漢方薬です。早速服用して頂いたところ、その日からカラダの芯が温まり、皮膚の痒みもスーッと引いていき、2 週間ほどで元通りのきれいな皮膚になりました。

舌診カルテ 03

一歩間違えれば……

名前＿T.H さん
性別＿男性
年齢＿75 歳

「胸が痛くて息が苦しいんだけど、今から診てくれる？」と週末の時間外に来院したHさん。聞けば、息をする度に胸から背中まで痛みが走るとのことで、舌を見ると紫がかった鏡面舌におからのような腐苔。「これはもう病院へ」と勧めますが、「イヤだ！　病院は嫌いだから、ここで治してくれ！」の一点張りで動こうとしません。

とりあえず煎じ薬を服用して頂くと、数分後には呼吸が楽になり、「だから言っただろう！」と、満足してお帰りになりました。その翌日、案の定、再び同じ痛みでHさんがご来院。舌を見ると、今度は舌身の色が黒っぽい紫色に変わり、さらに小さな血腫も沢山できていました。もはや待ったなし！

すぐにご家族を呼んで強制的に病院へ行ってもらったところ、診断の結果は「骨折」。1ヶ月ほど前に仕事中に高い所から落ちたものの、痛みが治まったのでそのままにしていたというのです。その結果、折れた骨のかけらが肺に刺さり、炎症を起こして水が溜まっていたのです。すぐに処置を受けて事なきを得ましたが、一歩間違えていればどうなっていたやら……。

心配でこちらの胸も痛くなるような経験でした。

赤ちゃんが危ない！

舌診カルテ **04**

名前＿ K.I さん
性別＿女性
年齢＿ 37 歳

妊娠４ヶ月目のＩさんが、ひどい頭痛と肩こりで来院されました。目も充血して吐き気も強く、
「頭がガンガンして、このままだと流産してしまうような気がするんです」
とのこと。

脈も速く、舌を見ると絳（紫がかった赤）、太い紫色の舌下静脈がウネウネと蛇行しています。
“確かにこのままだと危ない”と感じました。

そこで、舌の状態から強い瘀血があると判断し、治療をおこなうことにしました。

瘀血を処理する治療は流産の危険を伴うため通常はしないのですが、状態から考えて、治療をしない場合の方が流産の危険性が高いと判断したためです。

治療後、すぐに効果は現れ、頭痛と肩こりは数回の治療で治まりました。

その後の経過は順調で、やがて無事にかわいい女の子を出産されました。

発刊に際して

かつて私が主宰していた漢方三考塾において熱心に勉強してこられた平地先生が、舌診の本を出された。非常に慶ばしいことである。

美しい文章に親しみやすい絵。

これならば初心者でも、よく鑑別できる。

今までこのような分かりやすい舌診の本は、なかったのではないだろうか。

平地先生らしさが随所ににじみ出た、すばらしい本である。

私は漢方医として不妊症患者を診察し、これまで５０００人以上を妊娠に導いてきた。

診察ではお腹を診る「腹診」を主としており、舌診は従の立場で補助的におこなっていた。そのため、塾では舌診については十分に伝えきれていなかったかもしれない。

この本を足がかりとし、是非とも舌診も勉強してほしいと願う。

この本は一般の人、漢方を勉強する人、鍼灸を勉強する人、どんな人にとっても大いに役立つことであろう。

ここに広く推薦する。

平成二十六年　吉日　寺師《てらし》睦宗《ぼくそう》

おわりに

皆さまとともに舌診について学んできましたが、いかがでしたでしょうか？

私自身、今回の執筆にあたり色々と調べるうちに、改めて舌診の面白さや奥深さを痛感しました。漢方は、勉強すればするほど新しい発見があり、本当に楽しいです。

この本をきっかけに、ご自分やご家族の舌に興味を持っていただき、健康管理の一つの手段にして頂ければ嬉しいかぎりです。

最後に、出版にあたりお世話になった日貿出版社の下村敦夫さん。この本の出版のきっかけとなった舌診講座を企画してくださった、元・朝日カルチャーセンター新宿職員の徳田綾子さん、漢方を学び始めてからずっと御指導頂き、本書にも素敵な言葉を贈ってくださった寺師睦宗先生、舌の諺に関して教えてくださった京都大学の武田時昌先生、舌占いの翻訳に協力してくださった山東大学講師の西山尚志先生、写真を撮ってくださった富島秀則さん、素敵なイラストを描いてくださった伊東昌美さん、他ご協力いただいた皆さまに、心より御礼を申し上げます。

ありがとうございました。

平成二十六年　初冬　平地治美

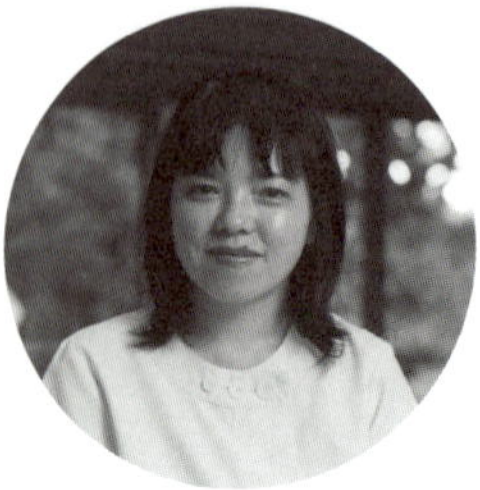

平地治美（ひらぢ・はるみ）

1970年生まれ。明治薬科大学卒業後、漢方薬局での勤務を経て東洋鍼灸専門学校へ入学し鍼灸を学ぶ。漢方薬を寺師睦宗氏、岡山誠一氏、大友一夫氏、鍼灸を石原克己氏に師事。約20年漢方臨床に携わる。和光治療院・漢方薬局代表。千葉大学医学部医学院非常勤講師、日本伝統鍼灸学会理事。朝日カルチャーセンター新宿、津田沼カルチャーセンターなどで講師として漢方講座を担当。2015年1月、本書『やさしい漢方の本・舌診入門　舌を見る、動かす、食べるで健康になる！』（日貿出版社）出版。2018年8月『やさしい漢方の本　さわれば分かる腹診入門』（日貿出版社）出版。

個人ブログ「平地治美の漢方ブログ」
http://blog.goo.ne.jp/harumi4567

やさしい漢方《かんぽう》の本《ほん》・舌診入門《ぜっしんにゅうもん》

舌《した》を、見《み》る、動《うご》かす、食《た》べるで健康《けんこう》になる！

●定価はカバーに表示してあります

2015年1月20日　初版発行
2019年10月4日　3刷発行

著　者　平地《ひらぢ》 治美《はるみ》
発行者　川内 長成
発行所　株式会社日貿出版社
東京都文京区本郷5-2-2　〒113-0033
電話　(03) 5805-3303（代表）
FAX　(03) 5805-3307
振替　00180-3-18495

印刷　株式会社ワコープラネット
カバー／本文イラスト　伊東昌美
装幀／本文レイアウト　渡辺 文（ayadesignstudio）

落丁・乱丁本はお取り替え致します

ISBN978-4-8170-7036-4
http://www.nichibou.co.jp/